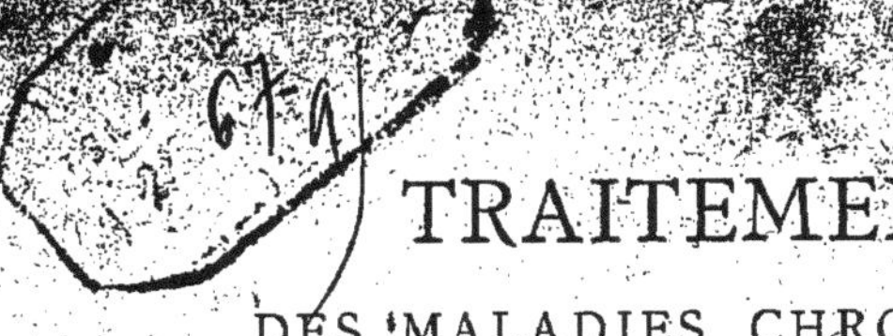

TRAITEMENT

DES MALADIES CHRONIQUES

DU COEUR

et des Vaisseaux

PAR

LA BALNÉATION THERMALE CHLORURÉE GAZEUSE

- PAR

LE DOCTEUR H. DE BOSIA

Ancien Interne des Hôpitaux de Paris,
Chevalier de la Légion d'Honneur,
Chevalier de Saint-Grégoire Le Grand,
Médecin consultant à Bourbon-Lancy.

PARIS

LIBRAIRIE J.-B. BAILLIÈRE ET FILS

19, rue Hautefeuille, près du boulevard Saint-Germain.

—

1895

OUVRAGES DE L'AUTEUR

1. Traitement du Rhumatisme et de la Goutte.

2. Des Maladies qu'il faut soigner à Bourbon-Lancy.

3. De l'Arthritisme aux Eaux thermales de Bourbon-Lancy. (Médaille d'argent de l'Académie de médecine).

4. De la Balnéation Thermale contre les maladies chroniques du Cœur et des Vaisseaux.

TRAITEMENT

DES MALADIES CHRONIQUES

DU COEUR

et des Vaisseaux

PAR

LA BALNÉATION THERMALE CHLORURÉE GAZEUSE

PAR

LE DOCTEUR H. DE BOSIA

Ancien Interne des Hôpitaux de Paris,
Chevalier de la Légion d'Honneur,
Chevalier de Saint-Grégoire Le Grand,
Médecin consultant à Bourbon-Lancy.

PARIS

LIBRAIRIE J.-B. BAILLIÈRE ET FILS

19, rue Hautefeuille, près du boulevard Saint-Germain.

1895

PRÉFACE

Ce travail sur la Balnéation thermale contre les maladies chroniques du cœur avait été préparé pour la première session du Congrès médical qui s'est tenu à Lyon, octobre 1894. Cette question de médecine pratique, par sa nouveauté en France et par les développements qu'elle comporte, n'a pas été lue en entier, par suite du temps trop court accordé par le règlement à chacun des travaux scientifiques présentés au Congrès; les considérations générales sur l'action thérapeutique des Eaux thermales de Bourbon-Lancy contre les cardiopathies artérielles, les lésions du myocarde et les angines de poitrine, avec les conclusions pratiques, ont pu seules être communiquées aux honorables confrères qui assistaient à la séance.

En raison de la rareté des travaux qui ont été faits sur la balnéation contre les lésions cardiaques, il est de notre devoir, pour les malades et pour la science, de faire connaître au corps médical français les résultats des recherches que nous poursuivons depuis bientôt douze ans.

En 1891, nous avons publié un livre intitulé : De l'Arthritisme aux Eaux thermales de Bourbon-Lancy, *et, dans le cours d'un chapitre (page 277) consacré à la cure des maladies du cœur, nous demandions à nos confrères d'envoyer à la station tous les rhumatisants qui, pendant une attaque articulaire aiguë, avaient eu de l'endocardite sur un des orifices du cœur.*

Nos confrères nous ont envoyé, pour être soignés à nos Thermes, non pas exclusivement des cardiopathies valvulaires, suite du rhumatisme articulaire aigu, mais des cardiopathies artérielles avec leurs complications, lésions aortiques, dégénérescence du myocarde, angines de poitrine, aortites chroniques, etc., etc., de sorte que le traitement thermal qui ne devait, au début, s'adresser qu'à des cardiopathies valvulaires, a dû s'étendre à toutes les maladies du cœur, depuis les troubles fonctionnels de cet organe jusqu'aux lésions les plus graves.

Nous avons suffi à notre tâche et, pour rassurer nos confrères, nous ajouterons que nous avons pu mettre en pratique tous les divers modes de traitement, sans aucun accident pour nos malades; une étude sérieuse, poursuivie pendant les six premières années de nos recherches, nous avait prouvé jusqu'à l'évidence que les Eaux chlorurées gazeuses de Bourbon-Lancy sont sédatives, et l'observation la plus scrupuleuse des modifications apportées par la cure thermale sur le pouls, sur les bruits du cœur, pendant et après l'ingestion de l'Eau de la Reine, pendant ou après les bains et les douches, nous avait fourni la preuve certaine que l'action sur la circulation pouvait être considérée comme nulle; ces expériences avaient été répétées si souvent qu'il en est résulté dans notre esprit la conviction la plus ferme et la confiance la plus absolue dans les bons résultats obtenus par cette cure thermale que nous conseillons à nos confrères et à leurs cardiopathes.

Cette confiance, résultat de nos études, a été partagée par une partie du corps médical, puisque nous demandions seulement quelques cas d'endocardite, et qu'on nous a envoyé un grand nombre de cardiaques que nous avons soignés à Bourbon.

Nous n'aurions peut-être pas osé aller jusqu'à donner nos soins à des malades atteints de lésions du myocarde ou à des angineux, si nous n'avions pas été soutenu moralement et scientifiquement par un de nos maîtres dans l'art de guérir, notre savant spécialiste, M. le docteur Henri Huchard.

C'est sous son patronage que nous publions ce travail sur la balnéation thermale; après notre lecture, il a demandé la parole pour appuyer par sa haute autorité scientifique les résultats que nous venions de communiquer au Congrès.

Voici comment il s'est exprimé :

« L'éminent médecin de l'hôpital Necker se déclare « très heureux de la communication de ce travail sur la « balnéation thermale, contre les maladies chroniques « du cœur, parce qu'il y a déjà longtemps qu'il a dit et « qu'il a écrit, que non seulement certains cardiaques « pouvaient être envoyés aux Eaux thermales chlorurées « gazeuses de Bourbon-Lancy, mais qu'ils s'en trouve- « raient très bien.

« Il est heureux, en présence des résultats annoncés, « vérifiés sur un assez grand nombre de malades qu'il a « envoyés à cette station depuis plusieurs années, de « saisir cette occasion pour rappeler que nous avons en « France des Eaux thermales supérieures à celles de « l'étranger par leur puissance diurétique, leur action « résolutive, décongestive et antidiathésique.

« Le traitement de certaines cardiopathies par nos
« Eaux françaises présente un triple intérêt au point de
« vue scientifique, humanitaire et patriotique.

« En envoyant des cardiaques à l'étranger nous négli-
« geons ces Eaux qui, à tous les points de vue, sont
« supérieures à celles qu'on prône à outrance, malgré
« les dangers inhérents à une eau chlorurée trop forte.

« Au point de vue humanitaire, nous devons nous
« opposer à ces longs voyages qui sont une cause perma-
« nente de dangers, principalement pour les cardio-
« pathes artériels, dont les reins, par suite de la fatigue
« et de la trépidation du chemin de fer, subissent des
« poussées congestives si souvent dangereuses, parce
« qu'elles conduisent à la néphrite.

« Au point de vue patriotique, n'oublions pas que
« nous avons à une petite distance, près du centre de la
« France, des Eaux meilleures que celles de l'étranger
« et supérieures à celles-ci.

« Gardons nos cardiaques chez nous, soignons-les
« dans leur patrie, et ne les envoyons pas au loin. »

LA
BALNÉATION THERMALE

CONTRE

LES MALADIES CHRONIQUES DU CŒUR

ET DES VAISSEAUX

Etudier les maladies du cœur dans leurs causes, dans leur symptomatologie clinique, leurs diverses variétés, leurs signes d'auscultation est du devoir de tout médecin qui veut être utile à ses malades ; il fait bien, mais il fera mieux encore en recherchant tous les moyens hygiéniques et médicamenteux capables de retarder l'échéance fatale qui attend tous les cardiaques, et n'oublions pas que la thérapeutique est le but le plus élevé et le plus scientifique, la raison d'être de la médecine et du médecin.

L'Europe scientifique, qui, depuis déjà de longues années, voit de jeunes savants français marcher au premier rang de toutes les grandes découvertes, trouve que nous sommes en retard, et nous adresse, parfois avec raison, de graves reproches.

Le docteur Mœller, de Bruxelles, dans un bon travail sur la balnéothérapie des maladies du cœur, dit que cette question a été très bien étudiée en Allemagne, et, après avoir cité les travaux d'un grand nombre de médecins, ajoute : « Ce n'est qu'en France où la réserve la plus absolue est à l'ordre du jour. »

Cette phrase du médecin belge contient une vérité et une erreur ; les médecins français ont de tout temps conseillé aux malades dont le cœur avait été touché par une attaque de rhumatisme articulaire ou par l'artério-sclérose, de s'abstenir de bains ; ce conseil toujours formulé de la même manière : « Surtout ne vous baignez jamais ! » fait que la balnéation thermale contre les maladies chroniques du cœur a jusqu'à ces dernières années épouvanté et les malades et un grand nombre de médecins.

Lorsque la Belgique, la Hollande, l'Allemagne surtout, réclament les cardiopathes pour les soumettre à la balnéation chlorurée, en France nous répondons par la même prescription : « Pas de bains ! » ou bien on vous répond : « Donnez-nous des résultats nécropsiques, et nous croirons à l'action des eaux thermales chlorurées gazeuses. »

Pour nous, médecin, qui ne désirons qu'une chose, faire partager la conviction qui nous soutient dans nos recherches, nous ne pouvons que faire connaître les résultats pratiques que nous obtenons, sans y ajouter des résultats d'autopsie que nous n'avons pas et ne pouvons pas avoir, dans une station thermale où nous n'avons jamais constaté de décès. Nous étions bien dans le vrai, lorsque, tout au début de nos études sur la balnéation thermale, nous écrivions ce qui suit :

« Nous ne nous dissimulons pas l'ingratitude de la tâche que nous avons entreprise, nous connaissons toutes les difficultés qu'elle présente, mais, encouragé par les résultats que nous avons obtenus, nous la poursuivrons avec tout le zèle dont nous sommes capable. Ce ne sera qu'avec beaucoup de peine, que nous ferons partager à nos confrères la conviction qui nous anime, nous continuerons nos observations, pour qu'on ne dise pas, dans le monde scientifique, que dans notre France, on ne veut pas s'occuper d'une question qui intéresse un aussi grand nombre de malades. »

Voilà une partie de la vérité exprimée dans le livre du docteur Mœller ; l'erreur qu'il contient doit être combattue par l'énumération des travaux qui ont été publiés.

Au siècle dernier, Bordeu, étudiant cette question, signalait les dangers de la balnéation sulfureuse, en particulier de Barèges, contre les maladies du cœur.

En 1823, Michel Bertrand recommandait les Eaux du Mont-Dore contre les maladies chroniques du cœur.

En 1851 à l'Académie de médecine, en 1857 à Angoulême, le docteur Dufraisse de Chassagne publiait un gros volume sur la guérison de l'endocardite, suite du rhumatisme articulaire aigu : la première partie de l'ouvrage, consacrée à l'anatomie, est très bonne ; la partie clinique manque de précision au point de vue du diagnostic : les observations n'indiquent ni la nature, ni le siège des légions organiques ; le mot anévrisme renferme toute la maladie, et l'auteur cite des cas de guérison par les bains et les étuves de Chaudes-Aigues.

En dehors de cette étude, nous avons les travaux de Raynal et Teissonnière, ceux de Coulomb publiés en 1883 et 1885, à la Société médicale de Lyon ; ceux de Teissier, en 1883, à la même Société.

En 1872, le docteur Trousseau prescrivait des bains salés chargés d'acide carbonique à un de mes clients, en pleine attaque de rhumatisme articulaire compliquée d'endocardite ; le malade se guérit et du rhumatisme et de la lésion mitrale ; le grand maître avait prescrit des bains chlorurés artificiels, et il ajoutait : « On devrait essayer d'une cure thermale pour ces lésions valvulaires suite de rhumatisme, » trait de génie d'un grand praticien, que j'ai fidèlement gardé dans ma mémoire, jusqu'à ce jour où je vous apporte le fruit de douze années d'études cliniques et la primeur des résultats pratiques que j'ai recueillis sur cette grave question de la curabilité des maladies chroniques du cœur par les eaux chlorurées sodiques chargées d'acide carbonique.

Je suis très heureux de pouvoir offrir ce travail à ceux qui ont eu l'excellente idée de créer le premier congrès médical qui se soit tenu en France.

A cette bibliographie, permettez-moi d'ajouter un chapitre d'un livre publié en 1891, dans lequel, après avoir donné quelques observations de guérison d'endocardites chroniques, nous ajoutions, faisant appel au corps médical, que le devoir de tout médecin était de nous aider à résoudre cètte grave question en nous envoyant des malades.

Cet appel n'a été entendu qu'en partie, et nous constatons avec regret que les reproches qu'on nous adresse sont un peu mérités. Pourtant le médecin qui s'occupe de la balnéation des maladies du cœur ne peut pas inventer des malades, et si, en écoutant les résultats pratiques que je vais vous consigner, vous en trouvez le nombre trop restreint, vous n'aurez qu'à vous en prendre à vous-mêmes ; pour moi, je ne puis dire que ce que j'ai vu.

DES PROPRIÉTÉS D'UNE EAU THERMALE CONTRE LES MALADIES DU CŒUR

La balnéation thermale est une médication énergique et même dangereuse, appliquée en vue de la guérison des maladies du cœur : il ne faut ni croire ni accepter que chaque station a toutes les qualités désirables et que ses eaux répondent à toutes les indications; le contrôle de leur action physiologique doit être très sévère, et surtout rien que scientifique.

Toute station thermale qui réclame des cardiopathes pour y être soignés doit avoir une faible altitude de 2 à 300 mètres; au dessus de 500 mètres, le danger commence pour les cardiaques.

Ces eaux doivent être thermales, sous peine d'en exclure les cardiopathies artérielles, et doivent être employées près de la source sans aucune pression mécanique ; elles doivent être toniques dans une faible mesure, par crainte de poussées congestives, sédatives, avoir une action diurétique très marquée, en même temps qu'elles seront résolutives et décongestives.

En première ligne, placez l'action diurétique, utile dans les cardiopathies valvulaires, mais indispensable dans les formes artérielles ; cette dernière propriété doit aller facilement de 500 à 2,000 et 2,500 grammes par 24 heures, sous l'influence du traitement interne et externe.

Nous donnons la seconde place comme importance thérapeutique à la propriété sédative. Si la sédation de l'eau minérale est bien vraie au lieu d'être une qualification banale qu'on attribue à presque toutes les eaux minérales, vous aurez une action très efficace sur le système nerveux central et sur le plexus cardiaque, et les troubles fonctionnels du cœur disparaîtront après une ou deux semaines de cure thermale ; dans ces conditions l'effet est rapide et la guérison semble extraordinaire.

En voici une preuve éclatante, fournie par une malade envoyée par M. le professeur Germain Sée, avec ce diagnostic : tachycardie rhumatismale.

Mme X. a 40 ans, maigre, pâle, très affaiblie, mais sans aucune tare hystérique.

Elle est envoyée à Bourbon-Lancy par son médecin de Saint-Lô, et par le professeur Germain Sée. Fille de rhumatisants, Mme X. est malade depuis douze ans de localisations rhumatismales, à forme névralgique, du côté de l'intestin, des annexes utérins, sans aucune lésion des trompes ni des ovaires; la localisation est toute sur le plexus cardiaque ; anxiété précordiale presque constante, dyspnée fort pénible, surtout pendant la marche, douleur rétro-sternale et point névralgique très violent au niveau du quatrième espace intercostal, à gauche du sternum.

Mme X. ne peut plus marcher sans étouffer, elle a des accès de palpitations avec des intermittences au cœur très marquées : ses faux pas se renouvellent toutes les 8 ou 10 pulsations.

Le pouls est petit, très irrégulier, a 144 au repos, incomptable après certains repas et surtout après la marche; à l'auscultation rien d'anormal. Etat général mauvais, peu d'appétit, nuits très mauvaises, étouffements et douleurs permanentes de poitrine.

La cure thermale, commencée le 27 juin, se termine le 26 juillet ; les bains, les douches, l'eau en boisson, tout a été très bien supporté. Voici l'état de la malade au moment du départ :

Mme X. est en parfait état (26 juillet 1893), le rythme du cœur est normal, le pouls à 74 régulier, quelques très rares intermittences; la tachycardie a totalement disparu, et avec elle la dyspnée, l'oppression cardiaque, la névralgie du quatrième espace intercostal gauche ; les nuits sont parfaites et l'appétit fort bon. C'est une véritable résurrection que le professeur Germain Sée ne pourra pas constater, puisque Mme X., quoi que nous ayons pu dire, ne veut pas aller revoir le médecin qui lui a donné un si bon conseil ; le docteur Leclerq seul pourra juger de ce beau résultat.

Nous ne connaissons pas le diagnostic précis du docteur Leclerq ; pour nous, nous croyons à une tachycardie par névralgie du plexus cardiaque avec un ou plusieurs points de névrite ancienne ; la malade a eu sur le plexus ce qu'elle a eu pendant plusieurs années sur l'intestin, avec crises douloureuses très fortes, météorisme abdominal très marqué, alternatives de diarrhée chronique et de constipation ; les anciens médecins auraient formulé leur diagnostic ainsi qu'il suit : rhumatisme des intestins précédant un rhumatisme sur le cœur.

L'action décongestive doit être aussi marquée que la sédation, parce qu'il ne faut pas oublier que tous les cardiopathes, qu'ils soient valvulaires ou artériels, que tous ceux qui sont sous le coup de troubles fonctionnels du cœur, sont facilement sujets à des poussées congestives ; cette tendance dont notre collègue le docteur Senac a fait une très bonne étude, sous le nom de diathèse congestive, a son action propre chez tous les cardiaques, et la cure thermale ne doit, à aucun prix, en exagérer la portée, ce qui constituerait un danger permanent surtout dans les premiers jours du traitement.

Il est donc logique et prudent d'accepter l'opinion de Bordeu et d'éliminer toutes les eaux minérales fortes, qu'elles soient sulfureuses comme Barèges, que ce célèbre médecin signalait comme pleines de danger, arsenicales comme la Bourboule ou chlorurées fortes comme Salies, Salins, Biarritz et Bourbonne-les-Bains, ou Nauheim en Allemagne.

Où trouver, au point de vue cardiopathique, cette station modèle qui réunisse toutes les qualités que nous venons d'étudier, et que nous croyons indispensables, pour la sécurité et la conscience du médecin qui soigne des malades et veut obtenir des résultats pratiques satisfaisants.

Cette station existe en France, sur la ligne de Moulins à Mâcon, en Saône-et-Loire ; vous avez nommé avec moi la station thermale de Bourbon-Lancy ; c'est à cette station que nous avons étudié la balnéation contre les maladies chroniques du cœur, que toutes nos études physiologiques ont été faites et les résultats thérapeutiques consignés et suivis depuis bientôt douze ans.

Bourbon-Lancy a une altitude de 223 mètres ; la thermalité de ses eaux varie de 47 à 61 degrés et sont très abondantes.

Permettez-moi de ne pas faire l'éloge d'une station que je n'ai pas la prétention d'avoir découverte, puisqu'elle existe depuis plus de deux mille ans, mais laissez-moi vous dire ce qu'a dit et écrit, dans plusieurs articles et dans son grand traité des maladies du cœur et des vaisseaux, mon savant maître, M. le docteur Huchard (*Journal des Praticiens*, 1ᵉʳ août 1894), qui, avec nous, a bien voulu étudier et constater, sur les nombreux malades qu'il nous a envoyés, les bons effets thérapeutiques obtenus depuis quatre ans :

« Les eaux de Bourbon-Lancy sont des chlorurées sodiques lithinées moyennes, tenant le milieu entre les chlorurées fortes et les chlorurées faibles, telles que Luxeuil, Néris, Plombières, Bains.

« Elles contiennent une grande quantité d'acide carbonique, qu'on voit s'échapper à la surface du limbe, en grosses bulles contenant jusqu'à 30 et 50 centimètres cubes, ce qui faisait dire à Madame de Sévigné que ces eaux sont toujours bouillonnantes.

« Leur action est à la fois tonique, sédative, résolutive et décongestive ; elles sont très diurétiques et se digèrent très bien (Source de la Reine).

« De cette triple action, diurétique, éliminatrice et antidiathésique, résultent les bons effets de ces eaux dans le traitement des cardiopathies valvulaires, artérielles et dans les troubles fonctionnels du cœur.

« Voilà des eaux qui remplacent avantageusement et à tous les points de vue celles de Baden (Argovie) et surtout celles de Nauheim (duché de Hesse), et qui leur sont de beaucoup supérieures. »

Dans ces deux stations, où les médecins allemands convient tous les cardiaques, surtout à Nauheim, ces eaux ont 21 et 29 grammes de chlorure et sont trop fortes, aussi doit-il être fait un coupage avec de l'eau ordinaire qui varie du tiers à la moitié, surtout au début de la cure ; plusieurs sources sont hipothermales et doivent être chauffées, ce qui altère la composition chimique de l'eau, et la dose d'acide carbonique est diminuée par le battage ou l'exposition à l'air libre.

Toutes ces précautions prouvent jusqu'à l'évidence que Nauheim est loin d'être la station modèle dont nous parlions plus haut ; il doit y avoir de graves mécomptes dans la direction du traitement qui, pour être sûr et parfait, exigerait la présence constante d'un médecin veillant à la préparation des bains et des douches, car les erreurs sont bien fréquentes lorsqu'on demande trop à des mains mercenaires.

A Bourbon-Lancy, l'eau est employée en sortant de la source, l'évaporation de l'acide carbonique se fait dans les bassins de refroidissement, et l'eau qui sert au traitement interne est prise au puits de la Reine et bue sur place.

La cure thermale varie à Bourbon suivant qu'on a à soigner une cardiopathie valvulaire, une cardiopathie artérielle, ou bien des troubles fonctionnels du cœur.

Il serait peut-être peu intéressant de vous dire toutes les précautions qui sont prises dans chacune de ces cardiopathies ; il vous suffira de savoir que les bains sont donnés tous les jours, à une température variant de 32 à 38 degrés, rarement à 40 degrés, et leur durée est d'emblée de 15 à 30 minutes.

A Nauheim le bain a lieu tous les seconds jours avec une durée de 5 à 15 minutes : nous avions donc raison de dire que ces eaux sont trop fortes, puisque, malgré le coupage de l'eau chlorurée, le médecin prescrit des bains rares et courts.

Malgré toutes ces précautions, il survient souvent et des accès dyspnéiques et des palpitations, des lourdeurs de tête très pénibles avec vertiges ; deux cardiopathes valvulaires qui sont venus se soigner à Bourbon-Lancy, avaient été obligés, deux années de suite, de cesser brusquement la cure thermale après quelques bains.

Tout en conservant la durée du bain, nous prescrivons une douche en lame, dite douche sous-marine, parce qu'elle est donnée sous l'eau et à travers une couche liquide variable suivant le résultat à obtenir ; cette douche est toujours donnée sur les membres seulement et à une température supérieure à celle du bain dans lequel se trouve le malade, de 1 à 4 degrés au plus, nous réservant la faculté de maintenir le bain à la température primitive, si nous craignons ou une poussée congestive, ou bien, ce qui est plus fréquent, si nous savons le cœur très irritable ; toutes les fois que le malade

veut prendre des bains ou des douches à une température
trop élevée, il peut survenir des palpitations, des
étouffements, rarement des syncopes ; quelle que soit
la surveillance exercée par le médecin, il se trouvera
toujours des cardiaques qui veulent se guérir trop vite.

Une cliente du regretté professeur Hardy faillit
être victime de son imprudence; venue à Bourbon-
Lancy pour se soigner d'une endocardite mitrale,
suite de rhumatisme articulaire aigu, et trouvant que la
cure thermale était trop lente, malgré les crises de palpitations et d'étouffements qu'elle avait presque toutes les
nuits, elle ne trouva rien de mieux, pour les calmer, que
de porter la température du bain à 41 degrés : congestion cérébrale, avec cyanose des extrémités. Mme X.
retrouva la santé, et n'eut plus besoin d'être surveillée ;
après deux cures d'un mois, les palpitations, les accès
dyspnéiques avaient disparu avec le souffle systolique
du rétrécissement mitral. Ceci se passait en 1890 ;
voilà quatre ans que Mme X. se porte très bien.

Il est encore une autre précaution qu'il faut savoir
imposer aux cardiopathes ; il faut entrer dans la bai-
gnoire lentement et graduellement. Un de nos malades
de Bourbon, cardiopathe artériel au début, auquel son
médecin avait dit : « Ne vous baignez jamais, » crut
tourner la difficulté en se précipitant dans le premier
bain qui lui avait été prescrit et qu'il prenait avec
grande crainte. Un violent accès de palpitations avec
dyspnée lui fit payer son imprudence : je vous laisse à
penser combien il nous fallut être éloquent pour le
décider à continuer son traitement.

La douche sous-marine remplace pour le patient le
massage et la cure de terrain, c'est en effet un véritable
massage, sans aucune crainte de refroidissement ; c'est
principalement contre les formes artérielles que cette
pratique balnéaire nous rend les plus signalés services,
nous soignons le cœur périphérique et nous soulageons
le cœur central dont le travail est diminué dans de
grandes proportions.

Après le bain et la douche, le malade boit un verre d'Eau de la Reine, 49 degrés; il est mis au maillot pour la sudation qui varie de quinze minutes à une heure, suivant les cas et suivant les forces du patient.

Dans l'après-midi, presque tous nos malades, à partir de 4 heures, reçoivent une douche en pluie ou en lame, sur les membres, à la température de 32 à 40 degrés, dont la durée varie de deux à quatre minutes suivant l'état cardiopathique.

En résumé, la journée médicale d'un cardiopathe comprend un bain avec douche sous-marine, une douche le soir, une sudation et trois ou quatre verres d'Eau de la Reine pour maintenir la diurèse.

A ce régime, nous ajoutons souvent une séance de massage sur les bras, sur les jambes et sur la colonne vertébrale; cette pratique nous est très utile pour nos artériels et pour les troubles fonctionnels du plexus cardiaque si fréquents chez les neurasthéniques.

L'Eau de la Reine bue à la source, à la dose de trois à six verres par vingt-quatre heures, joue un grand rôle dans la cure des lésions cardiaques; elle est très bien tolérée, l'appétit et les forces reviennent vite chez nos malades, en même temps que la quantité d'urine augmente dans des proportions considérables : pour moi, j'estime que par son action diurétique et résolutive, par la sédation qu'elle détermine dans le système nerveux, elle entre pour une grande part, je dirai même pour la plus grande part, dans les résultats obtenus. Cette opinion ne sera pas acceptée par tout le monde, et surtout par les médecins étrangers, qui donnent aux bains un rôle prépondérant, parce qu'ils n'ont pas à leur service la source de la Reine, dont les effets sont vraiment surprenants.

Pour convaincre, ou tout au moins pour essayer de convaincre les incrédules, permettez-moi de vous dire ce que j'ai vu, il y a deux ans :

Une dame X., 55 ans, avait été envoyée à Bourbon-Lancy, en 1891, par son médecin qui l'avait fait examiner

2

par le docteur Huchard, en novembre 1890; du mois de novembre 1890 au mois de juillet 1891, la lésion mitrale, suite de rhumatisme articulaire qui datait de quinze ans, avait fait de bien grands progrès ; voici l'état de la malade : faciès pâle, bouffi, respiration haletante même au repos. Mme X. vit dans un fauteuil ou assise au bord du lit ; œdème énorme jusqu'à la ceinture ; urines à 400 grammes par vingt-quatre heures avec 1,25 d'albumine ; foie débordant les côtes ; au cœur, insuffisance mitrale avec dilatation ventriculaire énorme ; la pointe bat sous le septième espace intercostal.

En présence d'un état aussi grave, nous ne pouvions administrer ni bains, ni douches ; prescription : régime lacté absolu, purgatif drastique, 40 gouttes de solution de digitaline de Petit deux jours de suite.

Disparition de la dyspnée ; le pouls, qui était incomptable, est à 96 ; 4 verres d'Eau de la Reine, les urines sont à 1.400 grammes dans la première semaine, à 2.200 la deuxième ; à ce moment, la malade n'a presque plus d'œdème, elle peut marcher un peu dans le parc. Après une cure d'un mois par l'Eau de la Reine, elle rentre chez elle en assez bon état.

Mme X. est revenue en 1892 et 1893 ; elle a toujours un souffle systolique à la pointe avec un cœur gros, mais elle vit un peu comme tout le monde ; elle marche pendant une demi-heure et est satisfaite de son état, tout précaire qu'il est.

Voici l'observation d'une malade de Toulouse, qui a été examinée en 1890 par le docteur Potain et n'est venue à Bourbon qu'au mois de juin 1892.

Le diagnostic écrit porte : Artério-sclérose généralisée au début ; insuffisance mitrale, emphysème pulmonaire manifeste. Deux années après la consultation du savant maître, il y avait bien toujours de l'artério-sclérose, de l'emphysème et une insuffisance mitrale, mais ce qu'il y avait surtout, c'était l'impossibilité de tout traitement externe, par suite d'une congestion des deux bases, de quintes de toux avec fièvre et oppression permamente, plus de sommeil, plus d'appétit, la vie se passe dans un fauteuil, avec un œdème énorme des extrémités inférieures.

Il n'y a rien d'héréditaire chez notre malade ; elle habite une maison très humide, au dessous de la rivière, et le rez-de-chaussée est inondé deux ou trois fois par an.

L'Eau de la Reine est seule administrée, à la dose de 5 verres par jour, et cela pendant 25 jours ; à ce moment, il n'y a plus d'oppression, tous les râles de congestion pulmonaire ont disparu. Le souffle de la pointe est très doux et très peu étendu, la malade peut se coucher et va dans le parc.

Mme X. est revenue en 1893 et 1894 ; l'année dernière elle a pu prendre des bains, faire la sudation, boire 5 verres d'Eau de la Reine, la sclérose des artères n'a fait aucun progrès, les parois sont plus souples au poignet, la malade tousse très peu, urine abondamment et se croit guérie.

Voilà les bons effets de l'Eau de la Reine qui règle la circulation générale et tonifie le myocarde.

EFFETS PHYSIOLOGIQUES DE L'EAU THERMALE, SON ACTION SUR LE CŒUR

Les effets immédiats des bains salés et chargés d'acide carbonique sont la diminution de la fréquence du pouls, une légère augmentation de sa force qui se traduit au manomètre par une pression de 1 à 2 degrés ; la systole et la diastole sont un peu prolongées.

Les troubles que l'on constatait avant la cure thermale, dans le rythme du cœur, disparaissent après un ou deux septénaires ; ce fait est constant ; les accès dyspnéiques s'apaisent et la respiration devient facile : c'est à ce moment que l'on constate une augmentation notable dans la sécrétion urinaire, cette diurèse coïncidant toujours avec l'apaisement des troubles fonctionnels du cœur, et lorsqu'elle se maintient, pendant un certain temps, est suivie non pas seulement de l'amélioration des phénomènes fonctionnels du cœur, mais encore de la diminution ou de la disparition des signes physiques des lésions.

Notre collègue et ami, M. le docteur Gouraud, médecin de l'Hôpital de la Charité, à Paris, a pu constater le fait que nous signalons et qui se retrouve surtout chez les cardiopathes artériels.

Voici l'observation de cette malade qui, à la suite d'une très abondante diurèse durant depuis 17 jours, vit disparaître le souffle systolique d'un rétrécissement orificiel de l'aorte qu'elle venait soigner pour la seconde fois à Bourbon.

Juin 1893. — Mme X., envoyée par notre confrère, M. le docteur Waldorf, de Cercy-la-Tour, a eu une attaque de rhumatisme articulaire fébrile qui a duré 4 mois, il y a 8 ans ; père et mère rhumatisants ; depuis cette attaque, les mains sont déformées par un rhumatisme noueux et rendent fort peu de services ; les doigts des pieds sont plus mobiles, mais très douloureux, aussi la marche est très pénible à cause des pieds et à cause du cœur.

Attaques gastralgiques fréquentes, vertige cérébral très pénible, foie volumineux, urine à 600 grammes avec 0,90 d'albumine, œdème prétibial très marqué. — Cœur gros, bas, sans voussure, pouls petit, dur à 88 ; au manomètre, 28 à droite, 26 à gauche. A la base, souffle systolique au premier temps avec piaulement musical très net ; il n'y a pas de prolongement vers la clavicule, pas de soulèvement artériel, pas de pouls bondissant, il n'y a pas d'insuffisance et le tracé au sphygmographe le prouve encore.

Cette cure a été très difficile à conduire, à cause de l'oppression qui est constante et devient menaçante dans le bain ; il a fallu la plus extrême lenteur et la plus grande prudence ; après 15 jours de traitement, les urines vont à peine à 1.000 grammes, mais l'oppression a diminué, le foie est moins gros, l'appétit et le sommeil meilleurs, les articulations des mains et des pieds moins douloureuses et plus mobiles.

A la fin de la cure, 29 jours, l'amélioration est manifeste comme état général ; le bruit de piaulement a disparu, le souffle de la base est plus circonscrit, la dyspnée a totalement disparu.

Mme X. revient en 1894, très heureuse du résultat obtenu ; elle n'a pas été arrêtée une seule journée et elle a pu s'occuper dans la maison, elle s'habille seule, et peut marcher pendant une heure, doucement, mais sans soutien.

La cure thermale se continue jusqu'au dixième jour, sans que l'action diurétique de nos eaux se manifeste ; jusqu'à ce jour, on constate 0,90 d'albumine dans les urines qui sont à 950 grammes par 24 heures ; au cœur, le bruit systolique de la base persiste sans piaulement musical, la pointe bat encore trop bas et en dehors de la ligne mamelonnaire.

A partir du dixième jour, la diurèse s'établit et dure jusqu'au vingt-cinquième jour du traitement, à 2 litres 600 grammes par 24 heures.

C'est à ce moment que notre savant ami examine la malade et ne trouve plus rien, ni au cœur, ni au foie, ni dans les urines ; surpris d'un pareil résultat, le docteur Gouraud, après un interrogatoire très détaillé, examine de nouveau et nos notes, prises depuis deux ans, et la patiente, et se déclare obligé de croire à une guérison d'un cas d'endocardite aortique.

Nous avons donné cette observation parce qu'elle prouve jusqu'à l'évidence :

1° Que les endocardites de l'orifice aortique se guérissent comme les endocardites mitrales ;

2° Que les signes pathognomoniques des lésions orificielles du cœur ne disparaissent qu'après une diurèse longue et abondante.

Ce fait est un des plus beaux cas de guérison de cardiopathie que nous ayons constatés à Bourbon-Lancy.

Les phénomènes que nous venons d'étudier sont produits, non par une action calmante de nos eaux (le mot calmant devrait être rayé du langage médical), mais par une stimulation des fibres nerveuses de la peau qui retentit sur les centres nerveux et, tout en régularisant les mouvements cardiaques, tonifie la fibre myocardique; la tonicité du myocarde, voilà la véritable explication de l'heureuse influence des eaux chlorurées sodiques sur les cardiopathies valvulaires, artérielles et sur les troubles de nutrition du muscle cardiaque.

En cela nous partageons entièrement l'opinion du docteur Mœller qui ne croit, ne prône que l'action tonique des eaux salées gazeuses ; c'est en étudiant ces propriétés toniques et en suivant sur les malades la série des modifications qu'elles produisent qu'on peut arriver à se reconnaître dans les résultats pratiques d'une cure thermale ; qu'il s'agisse de perturbations fonctionnelles, de lésions valvulaires ou artérielles, le mode d'action des eaux chlorurées est constamment le même ; l'amélioration dans les troubles de fonctions se manifeste en toute première ligne, les irrégularités dans le rythme, les intermittences du pouls et du cœur, les palpitations, la tachycardie, les accès dyspnéiques se calment ; les réveils en sursaut avec angoisse et sentiment d'une fin prochaine ne tardent pas à disparaître, après une cure thermale de 5 à 6 semaines. L'angoisse cardiaque diminue, la respiration devient libre ; c'est à ce moment qu'on voit les malades retrouver du courage et le calme moral qu'ils avaient perdu.

Ce n'est que lorsque le cœur est revenu à un état voisin de l'état physiologique que l'oreille commence à percevoir les premières modifications heureuse dans les signes physiques des lésions valvulaires ou artérielles.

Dans les endocardites mitrales ou aortiques, dans les cardiopathies artérielles, le médecin constate une diminution dans la dureté et dans la rudesse du bruit de souffle, son timbre s'adoucit et il perd de son étendue du côté des artères du cou comme vers l'aisselle gauche le bruit de piaulement musical disparaît un des premiers, tout comme dans les endocardites mitrales avec rétrécissement orificiel et double bruit de souffle, c'est celui de la base, celui qu'on désigne sous le nom de roulement diastolique qui disparait le premier, laissant subsister intact le souffle systolique de la pointe toujours plus long à se localiser et à disparaître ou, tout au moins, à ne se manifester à l'oreille que sous forme de bruit systolique prolongé.

Cette série de modifications dans les bruits de souffle de l'endocardite mitrale, sous l'influence de la cure thermale chlorurée, est à peu de choses près constante, nous l'avons vue se produire presque dans tous les cas que nous avons observés ; dans l'observation qui suit, cette régularité a été presque mathématique.

M. X. a 30 ans, fils de goutteux chronique, mère arthritique, morte d'une affection organique ; a eu vers 10 ans de fréquents accès de migraine, des fluxions hémorroïdaires à 17 ans, plusieurs atteintes de rhumatisme du deltoïde, et déjà à 19 ans il marche difficilement par suite d'une double sclérose veineuse ; à gauche, les deux saphènes sont flexueuses avec dilatations ampullaires et flexuosités ayant le volume du pouce ; à droite, la saphène interne seule est dilatée, mais la marche est plus pénible de ce côté, par suite d'une branche de la saphène externe qui, largement dilatée, croise la rotule au niveau de sa base et se jette dans le tiers inférieur de la saphène interne.

Par suite du frottement sur une surface osseuse, cette veine collatérale a été deux fois de suite, depuis deux ans, le siège de noyaux phlébitiques, de sorte que toute contention est difficilement supportée.

M. X. a été deux fois refusé au conseil de révision pour ses varices, et, au troisième examen, le même chirurgien qui l'avait refusé l'a déclaré bon pour le service et envoyé au Tonkin pendant quatre ans ; pendant ce séjour, fièvres intermittentes graves, dysenterie suivie de diarrhée chronique, congestions hémorroïdaires constantes ; retour en France, réapparition des accès intermittents avec hypertrophie énorme de la rate.

M. X. n'a jamais eu d'attaque rhumatismale articulaire, et pourtant, à son arrivée à Bourbon-Lancy, juin 1891, nous trouvons, avec une hypertrophie de compensation très marquée, les signes les plus évidents d'un rétrécissement mitral avec dilatation ventriculaire, piaulement mitral très aigu comme timbre, roulement diastolique de la base et souffle systolique de la pointe avec prolongement presque derrière l'aisselle gauche, avec renforcement très marqué au niveau du sommet de la rate indurée ; on dirait un deuxième foyer de maximum de souffle systolique, le premier à la pointe du cœur, le deuxième en bas de l'aisselle gauche, produit par la grande transmissibilité des sons à travers les corps solides. Nous ignorons si ce curieux phénomène d'auscultation a été signalé, nous avons tenu à le mettre en relief à cause de sa rareté et de sa netteté. La saison thermale de 1891 a duré un mois, déjà au vingtième jour le piaulement musical ne s'entendait plus, 15 jours après la cure, le roulement diastolique avait disparu, le bruit systolique de la pointe avec ses deux foyers maximum persistait sans aucun changement.

En 1892, nous avons trouvé le cœur dans le même état, la ligne de matité a diminué de 2 centimètres, les varices sont moins fluxueuses et peuvent plus facilement être maintenues surtout à droite ; la rate est moins grosse, aussi l'on n'entend plus le renforcement du bruit de souffle de l'aisselle, le maximum est bien nettement à la pointe·

Le traitement thermal a duré 5 semaines; à ce moment, 20 juillet 1892, on n'entend plus au cœur qu'un léger bruit de prolongement qui remplace le souffle systolique.

En 1893, M. X. revient à la station par reconnaissance; les varices, facilement maintenues, permettent des marches très longues; tous les troubles fonctionnels du cœur ont cessé, la respiration complètement libre même en montant, la rate n'est plus hypertrophiée, le cœur n'est plus dilaté, la pointe bat sous le mamelon, et l'oreille ne perçoit aucun bruit pathologique. En résumé, c'est un très beau cas de guérison d'endocardite mitrale, suite d'impaludisme chronique, développée sur un terrain tout préparé par l'arthritisme.

CARDIOPATHIES ARTÉRIELLES
ARTÉRIO-SCLÉROSE

Les modifications produites par une cure thermale dans les cardiopathies artérielles sont beaucoup plus complexes et surtout plus difficiles à bien saisir, parce que l'ensemble des lésions qu'on trouve chez les cardiopathes artériels est très variable ; on y trouve toutes les lésions de l'artério-sclérose générale ou locale ; l'artério-sclérose générale comprend les lésions multiples de la sclérose cardiaque et de tout l'arbre artériel ; est appelé artério-scléreux, tout individu qui sous l'influence de certaines conditions étiologiques, telles que l'hérédité, différentes intoxications, présente à un âge assez avancé, vers 60 ans, une série de troubles fonctionnels bien déterminés. Cette définition, que nous empruntons à un très bon travail sur la sclérose cardiaque par le docteur Weber, est parfaitement vraie.

Le médecin qui a pour mission de prescrire un traitement thermal aux cardiopathes arteriels, a besoin de connaître, en dehors des causes qui président au développement de ces lésions, la série des symptômes qui se divisent, pour la sclérose cardiaque, en deux groupes : ceux qui constituent la phase initiale de la maladie et ceux de la période confirmée dans laquelle la sclérose est tout établie ; cette connaissance des syndromes a la plus grande importance pour le médecin et pour les malades, parce qu'il faut pouvoir indiquer, et au corps médical et aux patients, le moment favorable pour soigner ces scléreux, et surtout les contre-indications qui ressortent d'un état organique trop avancé. Nous allons rapidement passer en revue la pathogénie, les symptômes de la sclérose cardiaque, avec ses diverses localisations sur l'aorte, sur le myocarde et sur les artères nourricières du cœur.

Les causes de l'artério-sclérose, qu'il faut considérer comme une maladie générale dont l'endartérite oblitérante est la lésion causale, comprennent trois groupes principaux :

1° Les intoxications, tabac, alcool, impaludisme, maladies infectieuses, grippes graves à déterminations cardiaques ;

2° Les diathèse, arthritisme, rhumatisme et goutte, syphilis ;

3° Tout surmenage physique, moral et intellectuel.

Les symptômes sont très variables et ne peuvent être réunis dans une description unique, à cause de la multiplicité des localisations dans les différents organes, cœur, rein, foie, cerveau, arbre artériel, etc. En thèse générale, on peut dire que les troubles fonctionnels, qu'on trouve dans la période initiale, sont causés par une altération artério-vasculaire avec détermination spasmodique, tandis que les signes physiques plus faciles à saisir sont sous la dépendance de l'hypertension artérielle.

A la période initiale, les troubles fonctionnels comprennent, avec leur caractère fugace, les pâleurs subites, les sensations de chaleur après les repas ou dans un air confiné, les refroidissements partiels, le doigt mort, les fatigues cérébrales avec sentiment de vide dans la tête, vertiges avec crainte de chute ; souvent les cardiopathes accusent des douleurs vives dans la profondeur des membres, vers les extrémités, ils ont des accès de polyurie, parfois des épistaxis, lorsqu'il se fait une localisation hépatique.

Parmi les signes physiques, il faut noter le pouls dur, avec de l'arythmie et des crises tachycardiques, tous phénomènes de spasme et d'hypertension ; du côté du cœur, une systole énergique jusqu'au jour où la dégénérescence fibreuse à envahi la fibre myocardique ; un peu plus tard le souffle passager mitral qui est présystolique, et a été comparé à celui de l'insuffisance, le retentissement diastolique du second bruit qui s'entend toujours au siège aortique, devenant le bruit clangoreux de M. Guéneau de Mussy, lorsqu'il présente le tintement métallique, c'est là le vrai signe pathognomomique de la sclérose du cœur et de l'aortite chronique.

Dans la phase viscérale de la sclérose, les signes physiques se modifient suivant que le processus artérioscléreux atteint les gros vaisseaux (aortite), le cœur avec ses dégénérescences du myocarde et des coronarites, lésions que nous allons étudier sous le nom de myocardite et d'angines de poitrine ; dans cette classe de cardiopathies que nous venons d'étudier, il y a deux organes qu'il ne faut pas perdre de vue pendant une cure thermale, le rein et le foie.

Les fonctions du rein doivent être et rester à leur taux physiologique, toute poussée congestive, tout début de néphrite met la vie du cardiopathe artériel en danger ; aussi avions-nous raison de placer en première ligne, parmi les propriétés d'une eau thermale, l'action diurétique ; lorsque la diurèse sera très abondante, le médecin verra diminuer et les phénomènes fonctionnels et les signes physiques.

Il est un fait d'observation souvent constaté à Bourbon-Lancy et qui a une grande importance au point de vue pratique : parmi les cardiopathes artériels, la moitié des malades, environ un sur deux, avec des localisations sur les gros vaisseaux, aortite avec athéromes des parois, indurations des sigmoïdes, sclérose artérielle plus ou moins généralisée, sont atteints de rhumatisme noueux, à une période plus ou moins avancée, aux mains et aux pieds.

Sous l'influence de la cure thermale les premières modifications heureuses que constate le médecin se passent toujours du côté des petites articulations ; après un mois de traitement thermal, les poussées congestives, dans l'année qui suit la saison thermale, sont plus rares, parfois elles ne reparaissent plus ; après deux ou trois ans de traitement les saillies épiphysaires diminuent, les jointures retrouvent une certaine mobilité et les doigts une direction plus normale; ce n'est qu'à ce moment que les troubles fonctionnels et physiques des localisations artérielles s'apaisent, nous n'osons pas dire se guérissent.

Voici une observation très probante d'aortite chronique avec rétrécissement orificiel mitral et rhumatisme noueux : M. X., 55 ans, père mort apoplectique, mère morte en état d'infirmité complète par un rhumatisme chronique, a été pris par une attaque articulaire sub-aiguë, il y a 14 ans, à laquelle a succédé le rhumatisme noueux; aujourd'hui, 15 juin 1891, M. X. a les pieds et les doigts des mains complètement déformés et renversés en masse en dehors, la marche est presque impossible, les mains ne rendent plus aucun service.

Du côté du cœur et des vaisseaux, tous les signes de l'artério-sclérose, arythmie, tachycardie, dyspnée intense pendant la marche, même au repos ; pouls cordé, retentissement diastolique du second bruit, ectasie aortique manifeste, plus de 5 c. 1/2 de diamètre, et à la pointe du cœur souffle présystolique causé par une endocardite mitrale, suite de l'attaque articulaire d'il y a 14 ans, foie énorme et douloureux, urine albumineuse (0,80) rares (650 gr.), œdème péri-malléolaire.

M. X. est venu à Bourbon-Lancy quatre années de suite faire une saison de cinq semaines ; ce n'est qu'après la troisième cure (1893) que le rhumatisme noueux a été heureusement modifié par le traitement, le malade marche, mange et s'habille seul ; à ce moment et pendant la quatrième cure (1894) les faux pas du cœur ont disparu, la dyspnée a diminué au point que M. X. pouvait monter à Bourbon (253 mètres), le souffle systolique existait encore, mais très limité ; le second bruit à la base à peine prolongé n'avait plus de tintement métallique, l'état général très bon, le malade se considère comme guéri ; nous le considérons comme très amélioré, et nous le déclarerions guéri si nous ne savions pas que l'artério-sclérose a de ces temps d'arrêt.

Dans le cours des cardiopathies artérielles, le médecin doit soigner, dès qu'elles apparaissent, toutes les complications qui surviennent du côté du foie, comme nous l'avons déjà dit pour le rein.

Lorsqu'avec l'insuffisance urinaire nous constatons une insuffisance hépatique, nous ajoutons 4 grammes de bi-carbonate de soude aux 4 verres d'Eau de la Reine, nous conseillons une douche en pluie sur la région du foie, la douleur et la congestion ne tardent pas à disparaître ; c'est le traitement que conseillait, à la station de Bourbon-Lancy, Fernel, médecin de Louis XIV.

Nous dirons pour les cardiopathies artérielles ce que nous avons déjà dit pour les lésions valvulaires : le moment le plus favorable pour prescrire une cure thermale est fixé par tous les médecins au début des accidents, pendant la période initiale de la sclérose artérielle, avant l'apparition des signes physiques au cœur et aux gros vaisseaux ; quant aux contre-indications, on en trouvera facilement les règles formelles dans les complications pulmonaires, congestions, noyaux apoplectiques, œdème des deux bases, etc.

DE LA MYOCARDITE CHRONIQUE

Après avoir étudié les cardiopathies artérielles à un point de vue général, le médecin, chargé de leur appliquer un traitement thermal, doit connaître dans ses plus petits détails une des suites fréquentes de la sclérose du cœur, la myocardite et l'angor pectoris.

La myocardite, maladie toute vasculaire, a pour conséquence la dégénérescence du muscle cardiaque : les formes anatomiques, qui aboutissent à l'atrophie des fibres musculaires et à leur transformation hyaline, sont : 1° la sclérose inflammatoire, qui débute par une péri-artérite et se propage au muscle ; 2° la sclérose dystrophique, qui survient à un âge assez avancé, a pour cause première une endartérite oblitérante des petites artères ; elle débute, comme le dit le docteur Weber, là où les altérations musculaires se sont produites, le plus loin possible de la lésion vasculaire causale, là où la nutrition est la première entravée par trouble et arrêt de la circulation ; sa marche est donc opposée à la forme inflammatoire que nous venons de signaler, ses progrès sont rapides et très étendus, c'est la vraie sclérose du cœur, qui peut être rapprochée de l'athérome des artères et de certaines scléroses du foie et du rein ; toutes ont un lien commun, l'endartérite oblitérante des petits vaisseaux, et toutes sont des troubles nutritifs par ischémie régionale ; 3° la troisième forme est une sclérose mixte qui débute par une péri-artérite sur un point et une endartérite dans un autre ilot musculaire.

La sclérose dystrophique est une modalité de la sclérose du cœur, et c'est à l'artério-sclérose du cœur que le docteur Huchard rattache, avec raison, ces affections si nombreuses et si importantes qu'il désigne sous le nom de cardiopathies artérielles. Ce n'est qu'en saisissant bien cette artério-sclérose du cœur qu'on arrivera à comprendre pourquoi tel brightique meurt en pleine asystolie, et tel cardiopathe artériel est rapidement emporté par des lésions du rein.

La marche de ces trois variétés de sclérose des fibres musculaires du myocarde est très importante à connaître au point de vue pratique ; elle explique et rend compte de l'hypertrophie, que le médecin constate à un certain moment, et de la dilatation avec amincissement des parois du cœur ; deux faits qui paraissent contradictoires et qui en réalité ne le sont pas.

Si la marche de la sclérose est rapide, le muscle cardiaque, affaibli par la dégénérescence de ses fibres, cède sous la pression sanguine et l'on trouve à la percussion des cavités dilatées, et à ce moment apparaissent des souffles d'insuffisance.

Si la marche est progressive et lente, le cœur s'hypertrophie, et l'on constate le même phénomène qui se passe dans les cardiopathies valvulaires ; au double point de vue du diagnostic et du traitement thermal, ces faits sont indispensables à connaître.

De la marche de la sclérose myocardique, il ressort encore un autre fait d'observation important à bien déterminer, nous voulons parler des changements que le médecin constate dans les caractères du pouls : chez les artériels, le pouls est dur, résistant sous le doigt, cordé, comme disaient les anciens médecins ; chez les myocardiques, les bruits du cœur, le premier est affaibli, profond et sourd, très mal frappé, surtout si on le compare au bruit de la base ; plus tard, à la période hypertrophique des parois du cœur, le bruit systolique retrouvera de la force, parfois il sera remplacé par un bruit de souffle mitral.

Ces faits d'auscultation se constatent dans la clientèle privée ; dans les services hospitaliers les malades ne séjournent pas assez longtemps pour que le médecin puisse suivre toutes ces modifications.

Symptômes.

Les lésions de l'artério-sclérose du cœur sont souvent concomitantes avec celles de la sclérose du myocarde, aussi le médecin doit toujours avoir présent à l'esprit la série des signes de la période initiale de la cardiopathie artérielle ; nous allons les résumer. Cette période latente comprend le pouls dur, cordé, à ascension brusque, une tension artérielle permanente souvent exagérée par un spasme des artères, d'où surviennent les anémies locales, les pâleurs de la face, les syncopes : accès de polyurie, palpitations nocturnes ou, après les repas, faux pas du cœur par le mouvement, et au repos tachycardie par laquelle le muscle affaibli remplace la qualité de ses contractions par un nombre double de l'état physiologique. Courbature générale, vague cérébral et vertiges ; plus tard les signes de l'hypertrophie du cœur et, à l'auscultation, les bruits anormaux.

Le moment précis où commence la lésion myocardique est impossible à préciser, puisque les malades meurent parfois subitement sans avoir jamais rien présenté d'anormal du côté du cœur. Deux faits cités par le professeur Renaut semblent bien le prouver. Un M. X., très vigoureux, jeune, très ardent à tous les exercices physiques, pendant une chasse, tombe et meurt subitement ; à l'autopsie, on constate une segmentation du myocarde. Un criminel est guillotiné à Lyon ; quelques heures après on fait l'autopsie et l'on trouve le myocarde segmenté ; cet homme ne s'était jamais plaint du cœur.

A côté de ces faits, remarquables par leur brutalité, il faut se rappeler qu'il n'est pas rare de trouver, dans les nombreuses autopsies relatées dans les plus petits détails, des îlots fréquents de sclérose par endartérite sur des sujets morts de pneumonie ou d'apoplexie cérébrale.

Les premiers signes certains de la lésion de la fibre myocardique sont faciles à constater pour peu que le muscle soit insuffisant dans ses contractions : la main appliquée sur la région du cœur ne peut plus trouver bien nettement le point précis du choc de la pointe contre la paroi thoracique ; la systole ventriculaire est affaiblie, et l'oreille perçoit le premier bruit, sourd et profond, avec une sensation d'ondulation.

Lorsque la lésion est plus avancée et qu'avec la myocardite il y a de l'aortite avec plaques athéromateuses et ectasie, le deuxième bruit est en coup de marteau, comme le désigne le docteur Huchard (retentissement diastolique) ; telle est la symptomatologie de l'artério-sclérose cardiaque avec lésion du muscle cardiaque ; les types cliniques, que le médecin constate sur les malades, sont : le type asystolique, angineux et dyspnéique ; ajoutons à ces diverses formes la tendance lipothymique, la syncope, la mort subite très fréquente dans la segmentation avancée du myocarde, et nous aurons complété le bien triste tableau des cardiopathies artérielles dont les principaux caractères ont été admirablement résumés par M. le docteur Huchard.

« Ces cardiopathies sont latentes dans leur évolution,
« insidieuses dans leur début, paroxystiques dans leur
« marche, accidentées et saccadées dans leurs allures,
« compliquées et variables dans leurs manifestations
« viscérales, soudaines et brutales dans leurs explosions
« asystoliques. »

Tout médecin doit connaître ces types variés de l'artério-sclérose, mais ce qu'il importe de bien posséder c'est l'ensemble des symptômes de la période initiale, parce que là se trouve la première et la principale indication pour une cure thermale ; il faut penser à la balnéation thermale dès le début de l'artério-sclérose, dès que le spasme artériel avec l'hypertension sont bien constatés, avant l'apparition des signes physiques qui annoncent les localisations sur les vaisseaux ou sur le myocarde ; les eaux chlorurées agissent d'autant mieux que la maladie est moins avancée, c'est la même thèse que nous avons soutenue en faveur des cardiopathies valvulaires ; nous ne cesserons de répéter le même conseil pour les formes artérielles, et, si nous ne craignions pas de dépasser les limites restreintes que nous avons fixées à ce travail, nous fournirions les preuves les plus convaincantes de la vérité que nous avançons, en donnant les observations de sclérose cardiaque et de myocardites que nous avons recueillies à Bourbon. Chez presque tous nos cardiopathes artériels venus à la station, en même temps que les signes de la période initiale de la sclérose du cœur, nous avons constaté les premières lésions myocardiques : suppression du choc de la systole, premier bruit très affaibli, léger retentissement diastolique et tous les troubles d'arythmie, de tachycardie, etc. Tous nos malades ont été très améliorés ; plusieurs se considèrent comme guéris et cela depuis cinq et six ans.

Nous croyons devoir donner l'observation suivante, parce qu'elle prouve que la sclérose du myocarde, même avancée, peut non seulement être soignée thermalement, mais sérieusement amendée.

M. X. a eu, il y a trois ans, une atteinte grave de grippe à forme cardiaque ; au début, deux syncopes, la première de douze minutes de durée, la seconde de près d'une heure avec tous les signes de la mort réelle ; dès le lendemain, pneumonie congestive qui cède à la caféine et à l'alcool. Dès le premier jour de la convalescence, péricardite qui dure 20 jours et pendant la guérison de cette localisation sur la séreuse du cœur, pleurésie gauche qui dure 2 mois avec phlébite sur la saphène interne (côté gauche).

Un an après cette grave maladie, M. X., dyspnéique, arythmique, avec 134 pulsations au repos et un pouls incomptable pendant la marche ou après les repas, a tous les signes de la sclérose du myocarde au début ; choc de la pointe supprimé, premier bruit très affaibli, léger retentissement de la diastose.

Aujourd'hui, deux années se sont écoulées, deux cures thermales ont été faites avec la plus extrême prudence, les syncopes ne sont pas revenues, et le malade ne conserve que quelques faux pas du cœur avec une légère tachycardie, le premier bruit est bien frappé, le bruit diastolique normal.

Nous avons eu à soigner 23 cas d'affaiblissement du myocarde, tous nos malades s'en sont bien bien trouvés; heureusement pour le repos et la responsabilité du médecin traitant, nous n'en avons vu qu'un seul très grave, celui dont nous venons de donner l'observation.

Les premières localisations de la sclérose dystrophique sur le myocarde se font d'une manière insidieuse, aussi sont-elles très souvent méconnues par beaucoup de médecins qui ne croient à une lésion du cœur que lorsque l'auscultation leur révèle un gros souffle patho-logique ; il nous est arrivé plusieurs fois d'avoir eu à soigner des malades entrés de plain-pied dans un des types cliniques que nous avons décrits ; arrivé à ce point, toute pratique balnéaire devient dangereuse, l'Eau de la Reine, en boisson et à haute dose, peut seule rendre des services à ces artériels dont les reins sont si souvent menacés de néphrite ; dans ce cas, l'action si éminemment diurétique de l'eau de Bourbon peut éloi-gner le danger d'une localisation rénale et donner une survie au malade, mais toute tentative de bain ou de douche doit être écartée, sous peine d'accidents graves.

Dans les cardiopathies artérielles, l'action bienfai-sante de l'eau chlorurée gazeuse se manifeste, pendant la première cure thermale, par une amélioration des troubles fonctionnels, arythmie, tachycardie, accidents dyspnéiques diminués; l'hypertension artérielle, qui, avant la balnéation, donnait 26 et 28 au sphygmo-manomètre, tombe à 20 après 5 semaines de traitement ; alors seulement commence l'amélioration des signes physiques de la sclérose cardiaque et du myocarde, car nous croyons, ainsi que nous le dirons, et à l'arrêt de l'endartérite oblitérante et à la réparation des fibres musculaires du cœur; sans cela, on ne peut pas expliquer pourquoi la systole ventriculaire qui était très affaiblie et à peine perceptible à l'oreille, avant toute cure thermale, retrouve de la force, a une impulsion presque normale avec retour du choc de la pointe du cœur contre la paroi thoracique ; l'examen attentif de nos cardiaques nous fait croire, non pas seulement à la loi de suppléance de fonctions dans les fibres du myocarde, mais bien au retour des contractions, par la réparation des fibres du muscle du cœur ; en cela, nous partageons l'opinion du docteur Schott, qui ne prône que la tonicité du myocarde par les eaux chlorurées gazeuses et ne croit qu'à cette tonicité.

A ce qui précède, nous ajouterons une preuve qu'il est facile de constater dans les lésions musculaires qui surviennent à la suite des névrites anciennes des troncs nerveux : pourquoi ces eaux seraient-elles si efficaces contre l'atrophie avec paralysie musculaire dans les vieilles sciatiques et dans les névralgies du plexus brachial ? Les fibres du myocarde peuvent et doivent retrouver la tonicité avec leur striation, comme dans les muscles de la vie de relation.

Des 23 cas de myocardite chronique que nous avons soignés à Bourbon, depuis bientôt dix ans, nous n'avons eu aucun décès par syncope ou par asystolie ; chez tous, les contractions du muscle sont et restent améliorées, avec un pouls meilleur et une respiration fort peu dyspnéique.

DE LA SCLÉROSE DES VEINES

Nous ne pourrons pas faire pour les veines ce que l'histologie nous a permis de faire pour les artères ; les recherches microscopiques ne sont pas assez précises pour que nous puissions suivre les lésions des tuniques veineuses, depuis leur apparition jusqu'à l'établissement des varices; il importe que nous connaissions les causes de ce trouble trophique du système veineux, qui n'apparaît qu'à l'âge mûr, qui ne doit être considéré qu'au point de vue des lésions qu'on trouve dans les parois des veines, leur mode de production, les conséquences pathologiques qu'elles peuvent avoir, enfin, étudier le mode d'action des eaux chlorurées, dont la puissance résolutive fait naître un travail de régression qui redonne au tissu veineux l'élasticité et la tonicité qu'il avait perdues.

Ces lésions qui précèdent les varices et en sont la cause, sont indubitablement sous la dépendance de l'arthritisme; si l'on se refuse à les placer dans le cadre des lésions de cette diathèse, tout au moins est-on obligé de convenir que les goutteux et les rhumatisants sont bien plus souvent des variqueux. Pour nous, nous admettons la nature arthritique de l'ensemble de ces troubles trophiques qui font des varices, et, les causes déterminantes restant les mêmes, nous dirons que les arthritiques, les premiers de tous, seront des variqueux ; la grossesse étant une cause fréquente de varices, il serait possible d'élucider cette question, en examinant un grand nombre de femmes au point de vue de cette diathèse.

Il est encore un fait d'observations qu'il est bon de signaler, c'est que chez les hommes qui sont vraiment

arthritiques, les varices apparaissent au membre inférieur droit, dans la proportion de 75 o/o, malgré la fameuse
disposition anatomique de la veine iliaque gauche.

Quelle que soit l'opinion que l'on se fasse, la marche
des lésions veineuses est toujours la même ; la paroi
veineuse devient plus ferme ; elle s'indure par places,
s'épaissit, et la veine perd sa souplesse et son élasticité ;
le diamètre intérieur s'agrandit par la dilatation des
parois qui s'élargissent de plus en plus, par suite de la
pression de la colonne liquide qui pèse d'autant plus
que les valvules qui devraient la diviser sont atrophiées,
réduites à l'état de brides ou accolées et couchées le
long de la paroi, ne servent plus à porter la colonne
sanguine ; c'est à ce moment qu'on voit apparaître les
flexuosités, les bosselures, les ampoules veineuses,
véritables anévrismes de la veine, qui changent la
forme et la direction de ces conduits.

La lésion qui a produit de si grands changements,
est pourtant bien simple, c'est une prolifération succes-
sive de tissu conjonctif qui se répand et s'organise
entre les fibres lisses élastiques de la tunique moyenne,
dont les faisceaux se trouvent écartés les uns des autres,
refoulés et amincis par ce tissu de nouvelle formation.

La paroi de la veine, quoique en apparence plus
épaisse, perd son élasticité et sa résistance, et devient
un canal inerte qui continue à se dilater sous la pression intra-veineuse qui augmente en raison directe de
l'affaiblissement de ses fibres annihilées dans leurs
fonctions, comme les fibres du myocarde sont annihilées
et détruites par les progrès de la sclérose dystrophique;
des deux côtés le processus est le même.

Voilà bien ce qui se passe dans une veine variqueuse,
telles sont les lésions anatomiques que l'on constate
dans cette forme de sclérose produite par un trouble de
nutrition, dont la diathèse est le principal facteur et
a une origine centrale nerveuse.

Depuis que nous étudions l'action de nos eaux thermales, nous avons vu un si grand nombre de rhumatisants

variqueux s'améliorer et se guérir par une ou plusieurs cures thermales, que nous croyons pouvoir légitimer l'hypothèse que nous venons d'émettre ; pour nous, le mode d'action des eaux est une reconstitution de l'influx nerveux qui, tout en régularisant les phénomènes de nutrition générale dans l'individu, détermine un travail de régression dans les parois veineuses sclérosées, et, par suite, la résorption du tissu conjonctif de nouvelle formation.

Quel que soit le bien fondé de cette théorie, les résultats enregistrés sont très encourageants, et les résultats pratiques très utiles aux malades.

Voici le relevé des 223 cas de varices soignées à Bourbon-Lancy depuis douze ans. Dans le dépouillement de nos observations, nous trouvons 29 cas de varices douloureuses pour lesquelles tous les moyens de contention étaient nuls d'effet depuis plusieurs années, avec des ulcères variqueux, profonds et étendus ; tous nos 29 variqueux, après deux ou trois cures thermales, ont pu supporter les bas élastiques, les ulcères se sont cicatrisés et la marche à pied, qui était impossible par la violence des douleurs et par la pesanteur des membres, a pu s'effectuer à la grande satisfaction de nos pauvres malades.

117 malades avaient des varices très volumineuses, ne se vidant que très incomplètement, même dans la position horizontale, par suite de l'induration des parois des veines et surtout par la présence de véritables tumeurs veineuses placées sur différents points du trajet des saphènes, le plus souvent au creux poplité.

87 malades avaient des varices moyennes comme volume, à peine flexueuses, sans lésion de la peau, très facilement maintenues par les bas élastiques.

Parmi ces 87 variqueux, 31 ont pu supprimer tous les moyens de contention, se considérant comme guéris de leur infirmité.

Parmi ces nombreuses observations, nous n'en donnerons que deux, parce qu'elles mettent bien en lumière les énormes services que nos eaux chlorurées rendent aux malades.

Mlle X., 55 ans, a des varices volumineuses sur les deux saphènes, d'abord à droite ; tare arthritique, paternelle et maternelle ; la mère a eu des ulcères variqueux à 30 ans.

Mlle X. a eu deux attaques articulaires, une à 21 ans, une à 45 ans ; pendant la convalescence, double phlébite qu'on supposait devoir guérir les varices ; la phlébite leur a donné un nouvel essor, et depuis cette époque, 1879, les veines sont devenues énormes, flexueuses, et, dans le creux poplité, on constate une véritable tumeur bosselée, noirâtre, avec œdème depuis les malléoles jusqu'au milieu des cuisses ; cet état dure depuis 8 ans, la malade marche à peine à l'aide de deux béquilles et ses bas élastiques ne maintiennent plus rien.

Première cure d'un mois, en 1888.

Deuxième cure, en 1889 ; l'œdème a disparu, il ne reste qu'un peu d'empâtement autour des malléoles ; les veines moins saillantes, plus souples, ont retrouvé une partie de leur élasticité, la tumeur poplitée a perdu la moitié de son volume, la contention par un bas et une genouillère est effective, et la marche, qui était très pénible, s'exécute à l'aide d'une canne, et cela pendant une heure.

Les phlébites n'ont laissé aucune trace, et la perméabilité de la veine paraît complète.

Nous croyons qu'après une autre cure, Mlle X. marchera aussi facilement qu'avant 1881, époque de ses deux phlébites.

Varices superficielles de la ceinture aux pieds. —
Phlébites successives pendant 8 ans.

Mme X. a 51 ans, un enfant, père goutteux, mère morte d'un rhumatisme chronique, deux atteintes articulaires, gardant le lit ou la chaise longue pendant 8 ans (1879 à 1887), par suite de phlébites successives, dont les localisations se font sur tous les points depuis la ceinture jusqu'aux pieds. Nous avons sous les yeux une note du professeur Hardy et du docteur Sénac, qui ne voulaient à aucun prix prescrire une cure à Vichy, où nous avions envoyé la malade pour des coliques hépatiques.

Le traitement alcalin fit très bien, et Mme X. vint à Bourbon quinze jours après Vichy, 1887.

Tous les téguments, depuis les épigastriques jusque aux orteils, ont une teinte brun noir bleuté, et l'on voit, dans l'épaisseur de la peau, un lacis inextricable de varices sur le ventre, sur les veines fessières, surtout à gauche, et les membres inférieurs en totalité, pas de tumeur veineuse. Mme X. ne peut plus marcher, et a toujours peur de nouvelles phlébites.

Mme X. vient à Bourbon-Lancy 4 années de suite ; voici son état en 1892 :

Les téguments ont repris leur couleur normale ; c'est avec peine qu'on trouve sous les doigts le trajet des saphènes.

La malade n'a plus de localisations phlébitiques, depuis 5 ans, et elle peut, à l'aide de la compression, faire de très longues promenades à pied ; très heureux résultats.

DE L'ANGINE DE POITRINE

L'étude des lésions dont l'angor pectoris n'est qu'un symptôme trouve sa place toute naturelle après la cardiopathie valvulaire, après l'étude des cardiopathies artérielles qui représentent ce groupe important d'affections cardiaques, dans lesquelles les troubles de nutrition, consécutifs à l'endartérite oblitérante, dominent toute la scène morbide, et sont représentées par les lésions des artères et du myocarde, lésions qui précèdent et préparent la cardiopathie.

Il importe au médecin qui s'occupe de balnéation thermale d'étudier toutes les maladies du cœur ou des vaisseaux dans lesquelles le syndrome angineux peut survenir, non comme entité morbide mais comme complication ; nous laisserons de côté et la description de l'accès angineux et les maladies aiguës qui se compliquent d'angine de poitrine, péricardite aiguë, endocardite et myocardite aiguë, la médecine thermale n'a à intervenir que dans les formes chroniques.

Les descriptions des accès angineux ont varié à l'infini, elles ont eu trop d'interprétations, d'où une infinie variété de formes résultant de la douleur qui est un des éléments caractéristiques de l'angor... Nous avons assisté à l'explosion d'un grand nombre d'accès d'angor ; pour nous, l'angoisse cardiaque est le phénomène le plus caractéristique, l'élément fondamental de toute attaque angineuse ; le malade qui l'a éprouvé une fois et le médecin qui en a été témoin ne peuvent pas s'y tromper ; pour le patient la distinction entre la douleur et l'angoisse est facile, en voici une preuve. Une de nos clientes (cardiopathie artérielle avec affaiblissement du myocarde), après une première crise d'angor (17 janvier 1893) très forte comme angoisse cardiaque, est prise un mois après d'une très vive douleur tout le long du rachis, au niveau de l'émergence des racines postérieures de la moelle, dans la portion dorsale des vertèbres, mais du côté gauche ; cette douleur, qui était de nature angineuse, fut calmée très vite par la morphine en injection sous-cutanée ; elle était d'une intensité telle que Mme X. nous disait : « Je sentais que je ne mourrais pas; malgré la violence de la crise, je n'étais pas angoissée; » le même jour, trois heures après cette crise, la malade eut la même douleur au milieu de la poitrine, avec l'angoisse qu'elle redoutait tant, elle n'eut que le temps de dire : « Je suis cruellement angoissée, je meurs, » et elle mourut subitement.

De l'angine de poitrine dans la péricardite chronique.

La pathogénie des cas angineux survenant dans le cours d'une péricardite chronique est bien différemment interprétée par les auteurs. G. de Mussy croit que l'élément douleur de l'angor est fourni par le nerf phrénique englobé dans le processus inflammatoire, mais son altération n'est pas indispensable : pour le professeur Peter, il s'agit le plus souvent d'une aortite chronique dont l'inflammation se propage au péricarde qui siège en avant de l'artère, en rapport intime avec le plexus cardiaque qui peut être comprimé ou devenir le siège d'une névrite. Le docteur Liégeois cite un cas de mort par suite d'adhérences à la pointe du cœur; plusieurs faits analogues ont été signalés. Aujourd'hui ces faits ne sont pas admis, et l'on ne croit à la possibilité d'un accès mortel d'angine de poitrine, après une péricardite chronique, que tout autant que l'on constate à l'autopsie des lésions aortiques, des signes certains de coronarite ou de lésion du myocarde.

Parmi les 29 malades atteints de crises angineuses, que nous avons eu à soigner à Bourbon-Lancy, 5 ont eu des accès de moyenne intensité à la suite de péricardites chroniques. La crise d'angor, quoique très franche comme type clinique et assez intense, n'a jamais mis la vie de mes patients en danger ; la douleur était très vive, rétro-sternale, se prolongeant dans le bras gauche et deux fois dans la mâchoire inférieure, mais la sensation d'une mort imminente, l'angoisse cardiaque, était peu prononcée.

Deux de nos malades avaient au niveau de la quatrième côte, à gauche du sternum, du bruit de frottement péricardique très net (juillet 1889) ; l'un d'eux a eu au douzième jour de la cure thermale un accès angineux. Nos angineux ont fait chacun trois cures thermales, il n'est plus survenu d'accès depuis 1892. Toute trace de frottement a disparu après la première année de traitement.

De l'angine de poitrine dans la maladie de Basedow.

Les phénomènes angineux observés dans le cours du goître exophtalmique ne peuvent pas être considérés comme de vrais accès d'angine de poitrine ; le syndrome angineux, survenant le plus souvent chez des névropathes, des hystériques, est associé à toute espèce d'accidents, convulsions, tremblements, paralysies, dyspnée. Parfois, en même temps que ces troubles nerveux, on constate des signes certains de cardio-sclérose. Une des 7 malades que nous avons soignées à la station (juin 1890) avec le goître exophtalmique avait une aortite chronique avec myocardite par ischémie ; une cure thermale avait bien amendé les phénomènes de la triade basedowienne, mais, en février 1891, Mme X. eut un vrai accès d'angine de poitrine, qui tua la malade dans dix minutes.

Chez nos 6 autres malades les accès angineux disparurent après deux années de traitement thermal, laissant quelques points névralgiques dans la région du cœur.

De l'angine de poitrine dans les lésions de l'endocarde.

Les lésions de l'endocarde et des orifices ne donnent pas lieu à des accès d'angor ; nous n'en avons pas observé à la station : une seule fois, nous avons vu dans notre clientèle, à Passy, un cas de mort par angine de poitrine, chez une malade atteinte de rétrécissement mitral, suite d'endocardite rhumatismale. La lésion mitrale a évolué pendant 17 ans (de 1867 à 1884) sans donner lieu à aucun phénomène angineux ; en juin 1885, nous constatons une aortite avec athéromes des parois, une insuffisance manifeste des fibres myocardiques, et le 2 juillet notre malade meurt, pendant une de nos visites, d'un accès d'angor qui dura à peine cinq minutes.

A côté des lésions de l'endocardite il était survenu de l'endartérite dans les petites artères du myocarde qui avait de la sclérose distrophique et des athéromes aortiques qui avaient produit l'angine de poitrine mortelle. Il est pourtant une considération clinique très importante à signaler, que nous trouvons fort bien décrite et dans les travaux de Huchard et dans l'étude sur l'angine de poitrine du docteur Weber (1893). Le médecin qui s'occupe de balnéation thermale doit la connaître à fond, sous peine de commettre des erreurs de diagnostic et surtout pour ne pas prescrire un traitement thermal dangereux pour les malades.

Il existe un grand nombre de cardiaques qui sont considérés comme des cardiopathes valvulaires, qui offrent souvent des crises d'angor avec le type classique que nous connaissons : en même temps que des signes certains d'asystolie, ces malades présentent le type clinique de l'insuffisance mitrale ou tricuspidienne, avec matité considérable causée par la dilatation des cavités du cœur. Ces malades sont des cardiopathes artériels et non des valvulaires, et l'insuffisance des valvules est un phénomène fonctionnel dont la cause première est la sclérose des parois ventriculaires avec dégénérescence fibreuse des piliers de la valvule mitrale ou de la tricuspide, ce qui est l'exception.

Cette distinction est capitale au point de vue de la cure thermale à faire suivre aux malades, puisque les prescriptions à formuler sont différentes suivant qu'elles s'adressent à des valvulaires ou à des artériels.

De l'angine de poitrine dans l'insuffisance et dans le rétrécissement aortique, suite d'endocardite.

Les localisations sur l'orifice aortique du côté de l'artère, suites du rhumatisme articulaire, sont très rares ; il faut examiner beaucoup de cardiaques pour en trouver quelques cas : la distinction à établir entre les faits d'origine endocardique et les formes artérielles n'est subtile qu'en apparence : l'auscultation seule ne permet pas le diagnostic différentiel ; le médecin doit s'adresser avant tout aux antécédents du malade, il doit rechercher un à un tous les signes de la période initiale des cardiopathies artérielles, la trace des lésions athéromateuses des artères en général et surtout de l'aorte, alors seulement il aura la certitude d'avoir devant lui un valvulaire ou un artériel. Les malades valvulaires peuvent avoir quelques phénomènes angineux au moment ou après les crises de palpitations, ou à la suite de l'insuffisance des parois du cœur qui ne sait plus lutter contre la stase du sang ; ce sont des douleurs simulant l'angine de poitrine, ce n'est pas l'accès d'angor qui survient dans l'artério-sclérose ; le syndrome effraie beaucoup les cardiaques, ils vivent dans la terreur de l'angine de poitrine, et le plus léger symptôme les plonge dans le découragement moral.

Le médecin doit savoir leur redonner de la confiance, et cela pratiquement, puisque, ainsi que nous l'avons dit plusieurs fois dans le cours de ce travail, la cure thermale amende et fait disparaître en premier lieu les troubles fonctionnels et les localisations douloureuses qui sont du domaine des phréniques ; la pratique thermale de tous les jours vient confirmer la vérité que nous avançons.

*De l'angine de poitrine dans les dégénérescences du cœur
et dans la myocardite.*

Nous n'avons pas à nous occuper de la forme aiguë
des myocardites, que nous ne rencontrerons jamais à
Bourbon ; parmi les dégénérescences, nous mentionne-
rons la forme graisseuse si bien étudiée par Stokes et
pour laquelle il ne signale aucun cas d'angine de poitrine ;
plusieurs auteurs, et surtout Friedreich, admettent
l'angor et la mort subite au nombre des symptômes de
la dégénérescence graisseuse : l'adipose, seconde forme
de dégénérescence, est très souvent la conséquence
d'une lésion des coronaires, et dans ce cas l'angor serait
sous la dépendance de la nutrition cardiaque, et nulle-
ment attribuée au tissu adipeux déposé dans les sillons
du cœur ; l'adipose reste l'apanage de quelques artériels
et des alcooliques.

Si l'angor pectoris est rare dans ces formes de dégénérescence, il est fréquent dans les anévrismes du cœur
qui sont la suite des myocardites chroniques étendues
et dans la forme distrophique de la sclérose du myocarde, suite de l'endartérite oblitérante ; non pas dans
celle que le microscope seul peut nous montrer dans
les piliers ou à la pointe, mais bien dans celle que l'œil
de l'anatomiste découvre à l'autopsie, avec ses grandes
taches claires et l'amincissement des parois ventriculaires ; c'est cette forme qui donne naissance aux
crises angineuses qui sont le dernier terme des souf-
frances des pauvres cardiopathes artériels. La sclérose
par péri-artérite, si bien décrite par Letulle, Rigal et
Juhel-Renoi, est bien rarement cause d'accès angoreux ;
ajoutons, pour être plus véridique, que la forme de
sclérose distrophique ne suffit pas seule pour la production de l'angine de poitrine, il faut que la sclérose
frappe les artères de moyen calibre et surtout celles qui
président à la nutrition du myocarde ; d'où cette conclu-

sion pratique, la grande fréquence de l'angor dans les anévrismes du cœur et des gros vaisseaux, et la coïncidence à l'autopsie des lésions du myocarde et des artères coronaires. Nous avons eu à soigner douze cas d'angor venant compliquer des athéromes aortiques avec ectasie, des insuffisances de l'orifice aortique avec retrécissement ; la lésion étant peu avancée et le myocarde résistant, nous avons pu être utile à nos malades, nous croyons avoir déterminé par plusieurs saisons thermales sinon la guérison, du moins un temps d'arrêt dans la marche de ces cardiopathies artérielles ; voici les trois observations. L'histoire des deux premiers malades, tous les deux soignés par le docteur Huchard, remonte à 5 ans. M. X. était un cardiopathe artériel avec insuffisance aortique et myocardite au début ; Mme X., 55 ans, athérome aortique avec ectasie manifeste.

M. X., après la première crise d'angor, resta huit mois couché, prenant de l'iodure ; tous les deux dyspnéiques, avec un gros foie et des urines rares, avaient des accès très graves à la limite de la vie avec l'angoisse caractéristique.

Nos deux malades ont subi quatre cures thermales de 5 semaines chacune ; voilà 5 ans pour l'une, 4 ans pour M. X., qu'il n'y a plus eu d'accès angineux, vivant à peu de choses près de la vie de tout le monde. Mme X. avec sa lésion aortique avait de la sclérose veineuse sur la saphène droite ; en décembre 1894, survient une phlébite qui, au dixième jour, a emporté la malade par la migration d'un caillot ; il aurait été très intéressant de faire l'autopsie, ce qui n'a pas été possible.

Le troisième malade est un homme de 54 ans, très rhumatisant, sclérosé aux radiales, fumeur modéré, non alcoolique.

Envoyé à Bourbon-Lancy par le docteur Decran, de Moulins, et par le docteur Constantin Paul, dont le diagnostic écrit était : athéromes de l'aorte avec ectasie, rétrécissement mitral sans insuffisance, survenu il y a

22 ans, à la suite d'un rhumatisme articulaire ; angor pectoris.

Ce malade a eu la première crise angineuse dans les bois où il était allé à la recherche d'un de ses amis qui était un angineux et qu'on trouva mort dans un taillis : singulière coïncidence, M. X. en rentrant chez lui eut une deuxième attaque angineuse qui faillit le tuer ; depuis ce jour les crises sont devenues moins sévères, parfois intermittentes, nocturnes ; l'iodure a mal agi, il est mal supporté, ce n'est qu'après avoir fait deux cures thermales par saison depuis trois ans, que les accidents se sont calmés, les crises sont à peine marquées, très rares, deux ou trois par année, la dispnée a disparu ainsi que le retentissement métallique de la base. M. X. se dit guéri et a repris son commerce comme par le passé. Un médecin allemand croit avoir guéri une angine de poitrine vraie ; mon maître et ami, le docteur Huchard, le nie formellement ; nous avons la conviction la plus ferme d'avoir arrêté la marche de la sclérose artérielle chez nos trois malades, deux se portent très bien aujourd'hui, la troisième vient de mourir d'un caillot veineux.

Parmi les 29 cas d'angor pectoris que nous avons soignés à la station, deux étaient des types d'angine chez des syphilitiques : tous les deux après un traitement par l'iodure à haute dose et par les frictions mercurielles ont vu les crises angineuses s'arrêter, les cures thermales n'ont servi qu'à une chose, les débarrasser tous les deux de crises de palpitations très douloureuses.

Tous les autres malades, 14 cas, effrayés par le mot angine de poitrine, sont venus demander un soulagement physique et surtout moral à leurs douleurs. Ces pseudo-angineux sont des névropathes rhumatisants, ayant des douleurs rétro-sternales avec un peu d'engourdissement d'un doigt ou d'une main ; pour ceux-là le traitement thermal donne de très bons résultats, les bains, des douches sur les membres les délivrent bien vite de ce qu'ils appellent leur maladie mortelle. Les anciens médecins, moins difficiles que nous, mais aussi moins instruits au point de vue anatomo-pathologique, formulaient leur diagnostic d'une façon vague et réunissaient tous ces symptômes sous la dénomination de rhumatisme de la poitrine. Cette formule peu compromettante renfermait une grande part de vérité au point de vue pratique, vérité que nous avons bien souvent constatée dans notre clientèle à Passy et à Bourbon. Ces prétendues angines de poitrine sont ou des névralgies intercostales ou des topoalgies de nature rhumatismale, les douleurs rétro-sternales sont des névralgies du plexus cardiaque et leur nature rhumatismale est souvent confirmée par de nouvelles localisations diathésiques qui font disparaître les pseudo-angines.

Voici quelques faits très curieux :

Mme X. a eu toute sa vie des douleurs névralgiques, des migraines à 11 ans, et de 17 à 30 ans, toutes les localisations névralgiques possibles. A 30 ans, elle éprouve deux ou trois fois par semaine des crises très douloureuses d'angor qui durent quinze minutes et ne cessent qu'à 44 ans, à l'apparition d'une sciatique qui dure quatre mois, avec une atrophie musculaire ; elle se guérit à Bourbon après une cure de bains de vapeur localisés ; pendant quatre mois la crise angineuse ne se montre pas une seule fois, mais elle revient deux mois après la sciatique pour se guérir à la station en 1892. Depuis cette époque elle n'a plus reparu.

M. X., 42 ans, fumeur émérite, fils de goutteux et d'une mère morte apoplectique, est pris de phénomènes angineux à 40 ans et supporte ces accès pendant huit ans. A 50 ans, premières manifestations d'un rhumatisme déformant aux mains et aux pieds. Très effrayé de cette localisation qu'il a vue chez sa mère, il vient à Bourbon-Lancy trois années de suite (1889-91). Après ces trois cures thermales, très grande amélioration dans les mains dont les petites articulations n'ont plus de poussées congestives et retrouvent les mouvements perdus.

En mai 1892, les accès angineux, qui avaient cessé depuis quatre ans, reparaissent plus légers, plus rares, il est vrai. M. X., très heureux de l'état dans lequel se trouvent les mains et les pieds, préfère supporter ces crises angineuses qui durent encore aujourd'hui, décembre 1894.

Dans une autre circonstance, nous avons vu des accès angineux alterner chez une de nos clientes avec une diarrhée chronique et avec des crises très violentes de névralgies intestinales; cette alternance de localisation a duré dix ans; depuis deux ans, Mme X. a deux ou trois selles liquides par jour, elle n'a pas d'entéralgie, mais elle n'a plus d'atteinte angineuse.

De l'angine de poitrine par surmenage du cœur.

La marche forcée détermine des douleurs rétro-sternales et peut donner lieu à de véritables accès d'angine de poitrine.

Un pauvre diable, rhumatisant et alcoolique, avait pour industrie de suivre les voitures dans le bois de Boulogne et à la montée de Saint-Cloud, jusqu'à ce que les promeneurs lui eussent fait l'aumône : après une journée de courses à La Marche, il est pris d'une crise d'angor très grave qui dure vingt minutes (août 1882). A 9 heures du soir, première crise; à 10 heures, deuxième accès, puis une nuit très bonne, et le lendemain, à 8 heures du matin, syncope et mort subite. En dehors des accès angineux, notre malade n'avait rien au cœur et nous n'avions jamais rien trouvé d'anormal.

L'âge, 35 ans, ne permet pas de croire à de la sclérose, d'autant moins que la santé générale était parfaite. Ces deux accès d'angor et la syncope mortelle qui est survenue le matin paraissent avoir été causés par le surmenage du cœur.

Angine de poitrine d'origine gastrique.

Les observations publiées par M. Picot et par M. le docteur Huchard prouvent jusqu'à l'évidence qu'il existe une angine de poitrine provoquée par des troubles dyspeptiques ·de l'estomac. Ces accès angineux font partie du groupe des pseudo-angines et en ont les principaux caractères; leur apparition à l'âge adulte, de 40 à 50 ans, la brusquerie de l'attaque, un ensemble de syndromes qu'on retrouve chez tous les arthritiques, ce dont il est facile de s'assurer par un examen attentif du malade, et avec tous les signes caractéristiques de l'angor des troubles gastriques toujours les mêmes, pesanteur au creux de l'estomac, digestions très lentes, pénibles, avec gonflement épigastrique et production anormale de flatuosités; du côté de l'intestin, constipation opiniâtre, de longue durée.

Dans ces conditions, toute fatigue physique, toute émotion morale, tout travail intellectuel au milieu de la première digestion devient la cause déterminante d'un accès angineux : un de nos malades pouvait, presque à volonté, provoquer une crise d'angor en écrivant une lettre un peu longue trois heures après un repas.

Cette forme d'angine d'origine gastrique n'est pas très fréquente; pourtant nous en avons observé cinq cas bien probants : un dans notre clientèle de Passy, les quatre autres à Bourbon-Lancy.

Dans le plus grand nombre de cas, l'action réflexe des troubles dyspeptiques chez les rhumatisants émotifs se traduit par des accès de palpitations, par des intermittences vraies, par des crises de tachycardie avec dyspnée plus ou moins intense, plus rarement par des attaques angineuses; le fait existe en pratique, le professeur Picot, le docteur Huchard, le docteur Grousdew, médecin de la marine russe, en ont fourni les preuves les plus évidentes ; nous avons soigné cinq angineux, quatre hommes et une femme ; parmi les huit cas dont parle le docteur Grousdew, il y a eu une mort pendant un accès : ce fait doit être considéré comme exceptionnel ; en général, tous ces angineux se guérissent par un régime sévère et par une cure thermale. Nos cinq angineux se sont guéris, celui que nous avons soigné à Passy, en 1886, par le régime lacté, continué pendant un an, et par des révulsifs au creux épigastrique. Nous ne donnerons qu'une seule observation, celle concernant un homme que nous avons soigné à la station en 1890 et 1891, et qui, pour nous, représente le type le plus franc des angines de poitrine par action réflexe gastrique.

M. X. a 45 ans, père goutteux, mère morte d'une maladie du cœur. A 17 ans, rhumatisme articulaire aigu qui dure un mois, sans aucune atteinte cardiaque ; à 25 ans, coliques hépatiques, deux ou trois accès par an jusqu'à 30 ans. A partir de ce moment, les digestions sont difficiles, lentes, avec sensibilité épigastrique, flatulence, constipation qui résiste à toute médication ; pendant dix ans, de 30 à 40 ans, M. X. se confie à tous les spécialistes de Paris, toutes les médications échouent ; régime très sévère, quatre cures à Vichy avec lavage de l'estomac, rien n'agit et à 41 ans le malade a une première attaque d'angine de poitrine.

Pendant quatre ans, l'estomac rebelle à tout traitement donne naissance à des accès angineux, deux fois par jour, à quatre heures de l'après-midi et le second à dix heures et demie du soir : les accès débutent toujours de la même manière et à la même heure ; apparition subite d'une douleur au niveau du quatrième espace intercostal gauche, au niveau du bord antérieur de l'aisselle ; cette douleur dure pendant cinq minutes environ avec retentissement entre les deux épaules ; elle cesse au moment où l'accès commence par une très vive douleur rétro-sternale, au dessus de l'appendice xiphoïde, avec angoisse et prolongement à la

mâchoire inférieure par le plexus cervical et dans le
bras gauche, jusqu'au coude, par le plexus brachial;
pâleur subite de la face, refroidissement des extrémités;
assis sur le lit ou debout, M. X. reste dans l'immobilité
absolue jusqu'à la fin de la crise qui dure huit ou dix
minutes.

Avant et pendant l'accès angineux, il survient un
gonflement considérable du creux épigastrique et ce
n'est que lorsque le malade a expulsé une grande quantité de gaz sonores, ou a eu des vomissements alimen-
taires, que tout rentre dans l'ordre. Voilà le tableau
fidèle des accès angineux que nous avons observés à la
station et cela deux fois par vingt-quatre heures pendant
les dix premiers jours de la cure thermale, et vers la
fin, au vingt-cinquième jour, un accès angineux tous
les deux jours, ce qui constituait pour le patient une
grande amélioration.

Pendant les quatre mois qui ont suivi la première
cure thermale, l'accès n'est survenu qu'une ou deux
fois par semaine et n'a consisté qu'en une faible douleur
en avant de l'aisselle avec un léger retentissement en
bas et en arrière du sternum, sans aucun prolongement
ni au menton ni au bras gauche.

En 1891, M. X. fait une seconde cure thermale en juin;
il a consulté notre savant maître le docteur Potain qui
l'a engagé à faire une seconde cure à Bourbon-Lancy.

Le traitement est bien supporté : en dehors du lait,
le malade digère des légumes féculents, de la viande
blanche, cervelle, poulet; il a des selles à peu de choses
près régulières, et la digestion stomacale se fait bien.
Il n'y a eu aucun accès pendant la durée du traitement
ni après la cure. En février 1892, M. X. a une sciatique
qui dure encore au mois de juin, époque à laquelle nous
revoyons notre malade à Bourbon pour la troisième
fois. Le cœur va très bien, l'estomac digère parfaitement, les bains de vapeur en caisse font cesser la
sciatique, et le massage ramène l'action des muscles de
la cuisse atrophiés depuis plusieurs mois.

En 1894, M. X. est venu nous voir à Paris ; la guérison s'était maintenue, le cœur n'avait rien que de physiologique, mais l'estomac exigeait encore un régime alimentaire très sévère.

Nous sommes entré dans les plus petits détails concernant la première observation, parce que nous avons pu la suivre pas à pas pendant plusieurs années de suite, et que pour le clinicien, elle est un modèle d'angine de poitrine d'origine gastrique.

Nous ne dirons rien des troisième, quatrième et cinquième observations, parce qu'elles n'offrent rien de particulier, les accès angineux étaient de moyenne intensité, les troubles gastriques très francs ; nos trois malades sont et restent guéris depuis deux et trois ans.

La deuxième observation concerne une femme, pâle, névropathe, 39 ans, ayant depuis huit ans des accès tachycardiques, un corps thyroïde légèrement saillant, rien d'anormal du côté des globes oculaires, en même temps que des signes certains de troubles gastriques qui accompagnent l'hipochlorhydrie.

En juillet 1892, Mme X. vient à Bourbon-Lancy. Les accès angineux ont commencé en février 1892, à la suite d'une indigestion provoquée par des champignons conservés. Les accès ne viennent qu'après des erreurs de régime alimentaire ; la crise angineuse commence par une douleur en arrière de l'appendice xiphoïde, comme dans une attaque de gastralgie ; la malade parvient à empêcher la crise angineuse en prenant un bol d'infusion brûlante de feuilles de menthe et de mélisse à parties égales ; lorsque cette boisson n'arrête pas l'accès, la malade se fait vomir par l'introduction du doigt dans l'arrière-gorge, et le calme réapparaît de suite après le vomissement. L'accès assez intense dure de dix à quinze minutes, et revient avec une nouvelle imprudence alimentaire.

L'observation de cette malade est curieuse pour deux raisons principales : la possibilité d'arrêter un accès angineux par une infusion aromatique brûlante ou par le vomissement provoqué ; en second lieu, par la difficulté du diagnostic différentiel, qui permettait à première vue de classer cette angine de poitrine parmi celles qu'on rencontre dans la maladie de Basedow, en raison de la tachycardie et de la saillie thyroïdienne.

Nous en avons fait une angine réflexe d'origine gastrique, parce que les troubles de la première digestion étaient très marqués, l'hipochlorhydrie avait provoqué au début des accès de tachycardie et plus tard, à un degré plus avancé, des accès angineux ; en outre, chez notre malade, le volume du corps thyroïde était héréditaire ; la mère et deux sœurs étaient pourvues d'un goître de moyenne grosseur ; enfin la possibilité de faire cesser les accès d'angor en débarrassant l'estomac d'un trop plein alimentaire, nous donne le droit de classer cette angine de poitrine parmi celles que MM. Picot, Huchard, Grousdew ont si bien étudiées sous le nom d'angor pectoris d'origine gastrique.

Tous nos cinq angineux étaient des hypochlorhydriques et tous ont bénéficié de l'heureuse action de l'Eau de la Reine de Bourbon qui donne de si beaux résultats dans cette forme dyspeptique. Aussi le traitement thermal est bien simple : régime alimentaire sévère, bains prolongés à 35 degrés, et l'Eau de la Reine en boisson. Une seule cure d'un mois a suffi pour la guérison de trois de nos malades ; celui dont nous avons donné l'observation si détaillée a nécessité trois cures thermales, les accès duraient depuis deux ans ; depuis 1892, la guérison paraît assurée.

En dehors de la cure par une eau chlorurée gazeuse, nous ne croyons pas à l'efficacité du régime de la faradisation de l'estomac, des vomissements provoqués mécaniquement qui arrêtent, il est vrai, un ou plusieurs accès angineux, mais ne donnent pas à l'estomac la puissance digestive qu'il a perdu ; il est encore un mode de traitement contre lequel nous protestons, c'est l'administration des iodures conseillée d'une façon banale contre tout accès angineux, quelle qu'en soit la

nature, et à des doses vraiment dangereuses, 5 et 6 grammes
par jour, pour des estomacs malades ; c'est la pratique
du docteur Grousdew qui prescrit l'iodure de potassium
à dose progressivement croissante jusqu'à 6 grammes
par 24 heures. Le fait d'être un angineux par action
réflexe d'origine gastrique, n'implique pas forcément
l'idée d'une localisation scléreuse ; gardons-nous donc
de prescrire l'iodure, même à la dose de 5 centigrammes,
aux malades dont le plexus cardiaque est perturbé par
des troubles de l'estomac ; dans l'espèce, les accès
angineux sont des troubles purement fonctionnels,
comme les palpitations, les intermittences ou la tachycardie.

Des indications thermales contre les angines de poitrine.

L'angor pectoris étant une complication qui survient
dans le cours de l'artério-sclérose chez les cardiopathes
artériels et dans les diverses maladies que nous venons
d'étudier, les indications thermales sont celles que nous
avons formulées plus haut. Les rares médecins qui se
sont occupés, en France, de la balnéation thermale
contre les maladies du cœur, sont tous d'accord sur un
point, c'est que ce n'est qu'au début des localisations,
au début de la période initiale de l'artério-sclérose, qu'il
faut envoyer les malades aux eaux chlorurées gazeuses ;
les lésions artérielles, au début, se comportent comme
les exsudats des lésions orificielles par endocardite, on
obtient un temps d'arrêt certain dans la production des
artérites des petits vaisseaux et par suite une augmentation de tonicité dans les fibres du myocarde ; le
docteur Schott va jusqu'à admettre une réhabilitation
des fibres musculaires déjà atteintes de sclérose dystrophique. Pour nous, qui observons en toute sincérité,
nous admettons et le retour de la contractilité des fibres

du myocarde et la réparation de ses éléments musculaires lésés dans leur striation et même dans leur continuité ; si les choses ne se passent pas comme nous le croyons, on ne peut pas comprendre, dans les myocardites chroniques, ni la cessation des tendances lypothimiques et même des syncopes, pas plus que le retour à l'état physiologique des contractions ventriculaires qui, avant la cure thermale, étaient si affaiblies dans leur bruit systolique.

Il ne faut donc pas attendre l'apparition des localisations viscérales de l'artério-sclérose pour se décider à une cure thermale ; répétons, pour terminer cette difficile question des indications, ce qu'ont dit le docteur Huchard et son interne le docteur Weber : « L'action des eaux chlorurées est surtout efficace pendant la première période des signes de l'artério-sclérose. »

Pour les différents phénomènes angineux que nous avons étudiés, comme pour l'artério-sclérose dont ils sont la suite, il faut essayer les cures thermales chlorurées, le jour où le médecin constate et par un examen sérieux et par le manomètre la première apparition du spasme vasculaire et de l'hypertension artérielle, qui par sa persistance prépare le terrain à la sclérose, en provoquant des artérites ; cette théorie qui appartient en propre au docteur Huchard trouve son application dans la pratique balnéaire, et les résultats que nous avons consignés dans ce travail servent à la justifier.

Faisons pour les cardiopathies artérielles ce que le corps médical fait pour les cardiopathies valvulaires, et les résultats acquis seront aussi consolants et aussi heureux pour le premier groupe des lésions artérielles que pour les lésions orificielles de l'endocardite rhumatismale.

Après avoir étudié la balnéation thermale contre les cardiopathies valvulaires, contre les cardiopathies artérielles et les lésions scléreuses des vaisseaux, il nous reste deux questions à résoudre, les troubles fonctionnels du cœur, et à passer en revue, avant de donner le relevé

des malades que nous avons soignés à Bourbon-Lancy,
l'opinion du corps médical sur cette question si nouvelle
en France.

DES TROUBLES FONCTIONNELS DU CŒUR

Dans le cours de ce travail, nous avons souvent parlé
des troubles fonctionnels du cœur, et nous avons
prouvé que ces perturbations de fonctions étaient heureusement modifiées par la cure thermale dès le début
du traitement et bien avant que l'auscultation ne nous
ait révélé aucun changement dans les signes physiques
des cardiopathies valvulaires ou artérielles.

Dans ce chapitre consacré à l'étude des troubles
fonctionnels, nous choisirons les principaux, ceux que
nous avons le plus souvent observés et soignés à la
station de Bourbon-Lancy; nous passerons en revue les
palpitations, les irrégularités du rythme, les intermittences, la tachycardie, la bradycardie et enfin les bruits
cardio-pulmonaires.

1º *Palpitations.*

En thèse générale, nous pouvons dire que tous les
malades qui ont des palpitations sont très préoccupés de
cet état et croient à une lésion du cœur.

Pendant les crises de palpitations les battements du
cœur sont plus fréquents, plus intenses, plus énergiques,
avec quelques légères modifications dans le timbre, et
sont perçus par les malades qui en exagèrent la portée.

Nous les avons constatés souvent dans l'arythmie,
quelquefois pendant les crises de tachycardie de

moyenne intensité, jamais dans les cas d'intermittence vraie du cœur.

La malade tachycardique dont nous avons donné l'observation plus haut, suivie du diagnostic écrit du professeur Germain Sée, avait des accès de palpitations très douloureux avec étouffement, pendant les quinze premiers jours de la cure thermale chlorurée : les palpitations cessèrent du moment que le pouls de 150 à 160 tomba à 100 et 104.

Un autre malade arythmique au dernier degré, dont nous donnerons l'observation plus loin, a eu, dans la première semaine de la cure, deux accès de palpitations très violentes, durant deux heures chacune. Chez ces deux malades, toutes deux névropathes, malgré toutes nos précautions et toute la prudence portée dans le traitement, il y a eu un moment d'excitation dans l'innervation cardiaque, dont la conséquence a été plusieurs crises de palpitations, ce qui n'a pas empêché notre première malade d'être guérie de sa tachycardie rhumatismale, et la seconde d'être très améliorée dans ses troubles arythmiques après deux cures thermales faites dans la même année.

Nous passerons sous silence les cas de palpitations qui surviennent chez les femmes émotives, chez les anémiques, chez les tuberculeux, chez les alcooliques, chez les malades qui font abus de café, de thé et surtout de tabac à fumer et du tabac à priser peut-être plus nuisible que le premier chez certains malades.

Nous étudierons de préférence les palpitations qui, d'ordre réflexe, surviennent dans les troubles dyspeptiques avec prédominance hépatique, en dehors de toute lésion cardiaque ; pour nous, qui en avons vu un grand nombre à la station, nous classons ces dyspeptiques dans les hypo-chlorhydriques ; tous ces malades ont ce qu'il est convenu d'appeler des flatulences ; comme le dit fort bien Constantin Paul, ils ont de la dyspepsie flatulente.

La digestion est longue, avec pesanteur gastrique, ballonnement de l'estomac, rougeur de la face, gaz en profusion, et au moment du dîner ils n'ont pas terminé la digestion du déjeuner.

Très souvent le foie est gros, douloureux et l'estomac dilaté ; ces malades n'ont pas d'attaques gastralgiques, mais ils ont des palpitations avec dyspnée pendant la digestion qui est toujours laborieuse ; ces palpitations d'origine gastrique se guérissent très bien à Bourbon, parce que ces états d'hypo-chlorhydrie gastrique se guérissent très bien et très vite ; dans ce cas le syndrome réflexe cesse avec le retour des fonctions de l'estomac, et le médecin voit disparaître et la dyspnée et la congestion de la face et le volume du foie et les flatulences qui avaient résisté à toutes les sources de Vichy où nos malades, qui se guérissaient à Bourbon, étaient allés pendant cinq et six années de suite ; un de nos malades, gros mangeur, diabétique avec un gros foie, est allé onze ans de suite à Vichy pour ses palpitations et n'a trouvé la guérison qu'aux eaux chlorurées ; l'origine gastro-hépatique est prouvée expérimentalement par Neumann, Arloing et Morel ; Potain a prouvé l'hypertension dans les vaisseaux pulmonaires d'où la possibilité d'une lésion du cœur droit qui se dilate lorsque la cause dure trop longtemps ; pourtant nous n'avons pas pu constater la plus petite trace de dilatation chez notre malade qui était allé se soigner à Vichy pendant onze années ; les lignes de matité étaient normales.

Nous ne croyons pas beaucoup aux palpitations pas plus qu'à l'hypertrophie de croissance ; nous avons eu à soigner un assez grand nombre de jeunes gens et de jeunes filles ; lorsque nous avons constaté des palpitations, elles avaient pour cause première ou la chlorose, ou le surmenage dans les lycées de Paris, ou des troubles gastriques, toute autre cause excepté la croissance.

La ménopause bien plus que la croissance donne lieu à des palpitations, elles coïncident avec les poussées congestives qui surviennent à la face, à la tête, sur l'intestin chez les femmes arthritiques sujettes à la diarrhée chronique ; elles ne durent pas longtemps et au point de vue thermal elles ne fournissent pas d'indications particulières ; il faut pour ces malades éviter les hautes températures et se contenter de douches tièdes sur les extrémités, la guérison ne tarde pas à arriver, ce qui résulte des observations que nous avons sous les yeux : soixante-cinq cas de palpitations chez des dyspeptiques, toutes avec de bons résultats ; trente-neuf cas de palpitations dans la ménopause sans lésion du cœur, toutes très améliorées.

2° *Arythmie*.

Nous n'insisterons pas sur les arythmies dites cadencées, sur les irrégularités de fréquence, que Bouillaud appelait l'ataxie des battements du cœur ou sa folie, parce que ces troubles légers sont souvent ignorés par ceux qui les ont, et une cure thermale n'est guère indiquée pour ces cas légers et souvent transitoires. Les malades arythmiques qui nous sont envoyés sont plus sérieusement atteints, on pourrait dire de leur cœur qu'il est non pas fou, mais bien épileptique ; dans le type franc, vrai, il y a tout ce qu'on peut imaginer d'irrégulier, comme intervalle de battements, comme inégalité de timbre et de durée dans une révolution du cœur, qui offre toutes les formes du pouls alternant, bi-couplé et tri-couplé, souvent avec une rapidité telle, que l'oreille ne perçoit plus qu'une série de sons filés les uns sur les autres, et le tracé au sphigmographe représente une ligne à peine ondulée avec quelques ascensions brusques simulant une palpitation chez un tachycardique.

Nous avons eu à soigner cinq cas d'arythmie vraie ; pour ne pas allonger ce travail, nous ne donnerons qu'une seule observation ; d'ailleurs elles se ressemblent toutes.

Mme X. a 61 ans, très maigre, très fatiguée ; a eu la ménopause il y a dix ans, sept enfants, et n'a jamais eu de rhumatisme. En 1893, anthrax sans diabète, qui dure deux mois, c'est sa première maladie.

En janvier 1894, sans aucune cause, sans fièvre, le docteur Favelier et Me Brès, de Paris, constatent une arythmie avec toutes les irrégularités du pouls, palpitations, tachycardie, dyspnée, toux sèche incessante, menaces de syncope ; au cœur il n'y a aucun souffle organique, mais une très vive douleur à la pointe ; la malade subit une crise qui dure depuis deux mois.

1er juillet, arrivée à Bourbon ; il n'y a plus ni toux, ni dyspnée, nous ne trouvons aucune lésion, ni au péricarde ni au cœur ni à l'aorte, diamètre transverse du cœur un peu au dessus de la moyenne.

Pouls à 88, type de l'arythmie dont nous avons fait la description ci-dessus ; au manomètre 11.

Prescription : bain minéral à 33 degrés, quinze minutes, douches sur les membres, deux verres d'Eau de la Reine ; cure bien supportée.

Au 1er septembre, Mme X. vient encore faire une cure de seize jours.

Au départ, la malade peut se coucher, dort bien, marche presque toute la journée, malgré nos conseils ; elle trouve son cœur en bien meilleur état, nous ne partageons pas son avis ; nous constatons une seule amélioration, les battements sont plus égaux, l'oreille peut en suivre les distances, il n'y a plus ni palpitations ni poussées de tachycardie, mais nous trouvons le rythme encore trop irrégulier, nous verrons le résultat en 1895.

Le rythme du cœur étant une fonction de la fibre musculaire, une propriété qui lui est inhérente, les expériences de Dastre, Ranvier et Morat le prouvent, tout ce qui modifiera l'innervation du myocarde, toutes les lésions des ganglions et des bronches et surtout de ses éléments musculaires, altérera le rythme cardiaque ; à une innervation peu marquée correspondra une légère arythmie ; à une grande perturbation succédera la forme angoissante de l'arythmie, si bien étudiée par le docteur Huchard, et dont nous avons cité un exemple plus haut ; celles qui surviennent dans les maladies aiguës, dans les maladies infectieuses ne font pas partie de notre sujet ; ne sont justiciables de la cure thermale que les arythmies qui suivent les péricardites (nous en avons vu trois cas), celles qui accompagnent la vieillesse, qui sont sous l'influence d'une lésion du myocarde ; celles qui se développent dans le cours des lésions valvulaires, suite de rhumatisme, et celles qui accompagnent l'artério-sclérose, assez fréquentes pour que Huchard ait cru pouvoir en créer un type spécial, qui pour nous, comme pour beaucoup de médecins, est celle décrite par Bard et Philippe, sous le titre de myocardite interstitielle.

L'arythmie qui survient dans la segmentation myocardique de Renaut et Mollard, comme celle qu'on retrouve à la fin des insuffisances mitrales et qui font présager une asthénie cardiaque prochaine, doivent être signalées et connues du médecin qui s'occupe de l'action thermale des eaux chlorurées, quoiqu'il n'ait pas de direction spéciale à donner aux malades qui présentent ces complications. Dans ces cas, le médecin doit craindre un traitement trop énergique, puisque l'arythmie implique une lésion avancée du myocarde, ce qui nous oblige à la prudence ou à l'abstention la plus sévère, sous peine d'accidents graves.

En voici une preuve : Un de nos clients, à Bourbon, trompant le médecin et les baigneurs, crut bien faire en s'administrant des bains à 38 et 40 degrés, quinze minutes ; insuffisance mitrale et aortique avec athéromes de l'aorte, dilatation du ventricule, souffle à la base, deuxième bruit en coup de marteau, souffle mitral très rude. Pendant la cure, pouls dur à 84, très régulier. Au moment du départ, arythmie très nette, quelques intermittences qui font croire au patient qu'il va s'évanouir ; rentré chez lui, il meurt subitement trois semaines après la cure, décembre 1894.

Le docteur Huchard nous avait confié ce malade en juin 1892, première cure d'un mois ; en juin 1893, deuxième cure de cinq semaines. Après la deuxième cure, M. X. va voir son médecin, 7 décembre 1893, qui nous fait savoir ce qu'il a constaté après nous : matité diminuée de 3 à la verticale, diminution considérable du souffle systolique de la base, souffle mitral très adouci et moins étendu ; la pression manométrique n'est plus qu'à 20 à droite au lieu de 26.

Ajoutons que le malade n'avait plus ni palpitations, ni dyspnée, il marchait quatre heures de suite sans étouffer, se couchait à plat et dormait très bien. M. X. se considère comme guéri, ce qui ne l'empêche pas de revenir en juin 1894 pour prendre, envers et contre tout le monde, des bains à 40 degrés et mourir d'une syncope quinze jours après sa troisième cure. Les hautes thermalités avaient déterminé une poussée aiguë sur le myocarde qui a cédé brusquement ; l'accès d'arythmie survenu vers la fin du traitement nous avait fait prévoir ce triste dénouement.

Des intermittences.

La distinction établie par Laënnec, intermittence fausse et vraie, a une très grande importance en clinique et en balnéation thermale ; l'intermittence fausse, très souvent liée à l'arythmie, à la tachycardie, est caractérisée par un arrêt du pouls à la radiale, le cœur continuant à battre, ce qu'il faut constater en auscultant, le doigt sur l'artère. La valeur séméiotique de l'intermittence fausse a une valeur plus qu'accessoire, comme le dit le docteur Merklen, attendu que l'étude des causes qui produisent les intermittences mettra le médecin en garde contre une trop légère interprétation : 1° dans l'insuffisance mitrale, la réplétion ventriculaire incomplète par le reflux dans l'oreillette, donne lieu à des intermittences, le cœur se contracte à vide, il y a une pulsation qui n'arrive pas à l'artère ; 2° dans le rétrécissement mitral, le même phénomène se produit par réplétion ventriculaire incomplète ; 3° l'intermittence se produit par lésion du myocarde qui, affaibli par la dégénérescence de ses fibres musculaires, ne fait pas arriver l'ondée sanguine jusqu'au poignet, et enfin dans l'excitation du cœur, des contractions trop rapides, donnent naissance à des intermittences par réplétion incomplète du ventricule ; toutes ces causes, très bien étudiées par Constantin Paul, sont vraies et se constatent tous les jours.

La conclusion pratique pour le médecin est la suivante : le diagnostic des intermittences doit être très précis, parce que la cure thermale doit varier suivant qu'on a affaire à la simple perturbation du plexus extra ou intra cardiaque, ou bien à une lésion des orifices, ou enfin à une sclérose myocardique.

Dans l'intermittence vraie, on constate et l'absence de la pulsation radiale et l'arrêt dans la contraction du cœur ; cette forme d'intermittence se voit très souvent chez des malades, en dehors de toute lésion organique, et elle est facilement perçue par le patient qui a conscience de ce temps d'arrêt du cœur ; une de nos clientes, à Bourbon, avec une santé parfaite, était tourmentée par des intermittences qui duraient sans interruption depuis deux ans, accompagnées d'une pâleur subite de la face avec sentiment très pénible de collapsus, suivi d'un afflux de salive dans la bouche ; un second client, 44 ans, avec un spasme œsophagien qui dure depuis sept ans, a des intermittences vraies avec oppression subite, pâleur de la face et sentiment lypothimique ; cette crise survient surtout après les repas, se renouvelle trois ou quatre fois et est chaque fois suivie d'une sécheresse de la bouche qui oblige le malade à boire un peu d'eau ; le cœur est normal, les digestions bonnes. Cet état dure quinze jours, disparaît pour revenir à la suite de fatigue physique.

Ces intermittences sont accompagnées d'un grand nombre de phénomènes nerveux, du côté du cœur ; du côté de la tête, vertiges ; de la respiration, oppression, accès dyspnéiques, etc. ; il ne faut donc pas, avec Lasègue, limiter l'histoire clinique de ces intermittences du cœur à un type spécial et unique. Le docteur Merklen, accepte avec raison la tare héréditaire et cite un de ses malades qui avait des intermittences depuis quinze ans, dont le fils venait d'avoir sa première crise, après son examen du baccalauréat.

En 1892, nous avons eu à soigner, à Bourbon-Lancy, une mère avec une fille de 21 ans et un fils de 17 ans, tous les trois avec des intermittences.

Ajoutons pour être complet que les intermittences séniles sont toujours la conséquence de l'artério-sclérose et qu'il faut les soigner comme des cardiopathes artériels ; quant à celles qui sont produites par la digitale ou le chloral, donnés intempestivement à des malades en état de cardio-sclérose, les conseils du médecin sont tout tracés : cesser les préparations de digitale et prescrire un traitement thermal approprié aux lésions du myocarde, car il ne faut pas perdre de vue un seul instant, dans une station thermale où il faut faire de la pratique médicale trop vite, que le rythme du cœur appartient en propre au myocarde et que, le plus souvent, toute crise d'arythmie ou d'intermittence implique une lésion du myocarde, avec des indications thermales particulières, et des conseils thérapeutiques spéciaux, bien résumés par le docteur Constantin Paul (1887) : « Le meilleur moyen de combattre cette affection consiste moins dans le traitement du muscle que dans la diminution des résistances et l'augmentation de l'activité nerveuse. »

Si nous avons un peu longuement insisté sur ces intermittences que les malades peuvent compter, c'est parce qu'elles ont une action déplorable sur l'état moral du malade qui devient triste, irritable et auquel le médecin peut rendre les plus signalés services en

lui répétant, ce qui est de toute vérité : avec ces intermittences et un myocarde atteint par la sclérose, on
peut vivre de bien longues années, si l'on veut suivre un
régime approprié, tout en suivant un traitement chlo-
ruré, qui redonne de la tonicité aux fibres musculaires
du cœur, ainsi que nous l'avons prouvé par les résultats
pratiques, obtenus après la cure thermale de la myocardite chronique.

De la tachycardie.

Nous passerons sous silence l'accélération des battements du cœur qui est décrite sous le nom de tachycardie physiologique, qui a des causes si variées et si
multiples, de même que celle qui survient dans le cours
des maladies fébriles, ou dans la convalescence des
maladies des vieillards et des névropathes ; signalons,
comme plus souvent observée, la tachycardie qui survient par crises plus ou moins longues, dans le cours
du rhumatisme chronique, accompagnée d'étouffements, que nous avons souvent occasion de soigner
à Bourbon, dont les eaux sont si utiles à la forme
progressive du rhumatisme et aux atteintes de rhumatisme noueux.

Les accès de tachycardie qui viennent compliquer les
maladies chroniques du cœur, affections valvulaires,
sclérose du myocarde, doivent être signalées, parce
que le médecin les observe tous les jours dans le cours
de ces affections, seules ou avec des palpitations et des
intermittences, mais elles ne nécessitent pas un traitement à part, pas plus que la tachycardie signalée par
Huchard, et avant lui par Juhel-Renoi, que l'on constate
parfois avec sa forme intermittente dans les crises
intenses ; mais celle-ci est presque toujours continue
dans la première période de la sclérose du myocarde
(100 à 108). La tachycardie qui nous intéresse au pre-

mier chef est celle qui, dans ces crises paroxystiques, s'accompagne de troubles vaso-moteurs, de dyspnée, d'aphonie laryngée, de troubles oculaires ; le pouls, incomptable si ce n'est à l'oreille, varie de 180 à 250 pulsations à la minute. Ces crises peuvent être intermittentes, c'est celle que nous avons vue sept fois à la station, et sont causées par une perturbation de l'innervation cardiaque ; lorsque le pouls est à 150, le rythme du cœur devient fœtal, par la suppression du grand silence ; l'accès terminé, tout rentre dans l'ordre ; mais si l'accès dure un ou plusieurs jours, il survient des accès dyspnéiques graves, de la congestion aux deux bases de poumon, et l'on trouve de l'albumine ou du glycose dans les urines (Huchard). La localisation causale serait dans le bulbe d'après Debove, dans les pneumo-gastriques d'après Bouveret qui croit comme nous à une névrose ; quel que soit le bien fondé de cette théorie, le rôle du médecin thermal est tout tracé, la sédation par des bains chlorurés, prolongés d'une à deux heures et à faible température, voilà le vrai traitement de la tachycardie essentielle qui s'observe surtout chez des névropathes avérés ; cinq fois sur sept ces crises se sont développées chez la femme ou la jeune fille, le plus souvent sous l'influence de peines morales, compliquées et alternant avec des accès de palpitations ou d'étouffements.

Seule la malade dont nous avons donné l'observation plus haut, cliente du professeur Germain Sée, n'avait aucune tare nerveuse : sa tachycardie rhumatismale a été très bien guérie par une cure d'un mois. La mère et la fille dont nous avons parlé au point de vue de l'hérédité ont été très améliorées ; le frère de la jeune fille s'est très bien guéri.

Les cas de tachycardie vraiment essentielle sont rares, tandis qu'ils sont l'apanage trop fréquent des cardiopathies valvulaires, principalement lorsque l'orifice aortique est lésé, et avant tout on les retrouve dans l'artério-sclérose du cœur et dans les myocardites.

Ces crises, prélude de l'asystolie, sont rares au début, puis deviennent presque continues, et alors on voit apparaître les dilatations du ventricule droit avec hypertension artérielle, les accidents de néphrite et la mort. La tachycardie de la ménopause peut être traitée comme la forme essentielle ; quant à celle d'origine gastro-hépatique intestinale ou utérine, nous l'étudierons plus loin, en parlant des bruits extra-cardiaques.

Au point de vue thermal, nous n'avons aucune action contre la tachycardie continue qui est la suite d'une lésion des pneumogastriques ou de l'atrophie de leurs ganglions d'origine, tandis que nous pouvons par analogie croire à la guérison des tachycardies par névrite des nerfs modérateurs du cœur ; les sciatiques anciennes avec atrophie musculaire et un ou deux foyers de névrite se guérissant très sûrement à la station, nous avons vu un ataxique homme, accuser une douleur fixe à la naissance du cou, derrière l'extrémité interne de la clavicule gauche, avoir des crises de tachycardie à 180 pulsations, être calmé dans l'espace de huit jours par des bains chlorurés, à 34 degrés ; la tachycardie avait pour cause un point de névrite sur ce tronc nerveux.

La tachycardie, qui est constante dans la maladie de Basedow, doit être soignée comme nous l'avons dit plus haut ; il en sera de même pour les formes continues qui viennent compliquer les lésions du cœur ou du myocarde.

Le rythme fœtal qui ne peut exister sans la tachycardie, ainsi que l'a démontré le docteur Huchard, ne mérite pas d'étude particulière, nous le soignons comme la tachycardie dont il fait partie, par suite des modifications dans les espaces qui séparent les deux bruits du cœur.

De la bradycardie.

Des différentes variétés décrites par les auteurs, nous ne retiendrons que celle qui survient à la suite des localisations du rhumatisme sur les troncs nerveux ou sur les viscères et la bradycardie des sclérosés.

Les bradycardies des maladies infectieuses, des femmes en couches, des lésions du bulbe ou de la moelle allongée, celle de l'ictère, du rhumatisme articulaire aigu, de la méningite, des abcès et tumeurs cérébrales, ne sont pas du ressort de la médecine thermale, comme la bradycardie réflexe qui survient chez les rhumatisants.

Nous avons trouvé dans nos notes médicales quatre cas de bradycardie dont voici le résumé :

1° M. X., 38 ans, père goutteux, mère névropathe, a eu deux attaques rhumatismales articulaires à 14 et à 16 ans, rien au cœur que quelques palpitations en montant ; une sciatique de moyenne intensité il y a trois ans ; il y a six semaines, névralgie scapulaire, léger rhumatisme sur le deltoïde qu'il vient soigner à Bourbon-Lancy, juillet 1891. Sans raison aucune, M. X., au dixième jour de la cure, est pris d'une névralgie brachiale avec élancements très douloureux sur le nerf cubital gauche, fourmillements incessants et très pénibles sur la moitié de la main ; les douleurs, pendant 24 heures, le font cruellement souffrir ; dès le troisième jour, le pouls qui était très régulier à 78 tombe à 50, se maintient à ce taux jusqu'au sixième jour, où le malade, très affaibli par la privation de sommeil, par la douleur et par une nourriture insuffisante, n'a plus que 38 pulsations ; pendant deux jours le pouls reste à 38 avec quelques intermittences, la violence des douleurs nous oblige à faire des injections de morphine ; tout de suite le pouls remonte à 88 et la névralgie du cubital se guérit.

2° Bradycardie, suite de sciatique. — Mme X. a eu, depuis cinq ans, une attaque de sciatique tous les hivers ; celle qui la décide à venir à Bourbon a été très sévère, comme douleur et comme atrophie de la cuisse droite ; cette quatrième sciatique a duré deux mois à l'état aigu, février et mars 1892 ; en juin, après une promenade en voiture découverte, au cinquième jour de la cure thermale, le pouls a 64, très petit et régulier, les douleurs redeviennent très aiguës ; dès le lendemain le pouls, très petit, à peine sensible, était à 40 par minute. La malade nous assure que depuis quatre ans, au moment des fortes crises de douleurs, elle n'a plus de pouls, ce qui nous est confirmé par son médecin ; le pouls est resté à 40 pendant huit jours, plus tard à 52, et vers le vingt-cinquième jour de traitement il avait trouvé son taux normal, 64 pulsations.

Troisième et quatrième observations : Ces deux observations concernent deux de nos clientes de Bourbon, venues toutes les deux pour se soigner de viscéralgie intestinale alternant avec la diarrhée chronique des arthritiques ; une constipation opiniâtre s'établissait pendant sept ou huit jours, à ce moment survenaient des crises névralgiques avec ballonnement abdominal, très intenses, arrachant des cris aux malades ; la première, malade depuis huit ans, a eu trois crises d'entéralgie et chaque fois le pouls, au plus fort de la douleur, tombait à 38, s'y maintenait pendant deux ou trois jours et disparaissait lorsque survenait la débâcle de l'intestin. La deuxième malade a eu deux fois cette même atteinte de bradycardie qui a duré trois et cinq jours, même avec le retour de la diarrhée chronique.

En général, les douleurs violentes produisent des crises tachycardiques, rarement la bradycardie, et nous n'avons aucune raison à donner pour expliquer cette double action réflexe opposée l'une à l'autre.

Le pouls lent chez les personnes âgées est le plus souvent dû à la sclérose ou à des athéromes des grosses artères ; il est rare, et même le docteur Tripier, de

Lyon, le nie et le prouve en faisant observer que le pouls est lent parce que l'ondée sanguine n'arrive pas aux extrémités des artères, quoique le cœur se contracte un nombre de fois double du nombre de pulsations de la radiale ; les contractions faibles, réunies par deux ou par trois, et venant après une contraction forte, constituent le pouls couplé et tri-couplé.

Pour nous, ces malades sont des sclérosés ; ils sont soumis à un très léger traitement thermal consistant en 3 ou 4 verres d'Eau de la Reine, pour son action diurétique si évidente, et empécher toute localisation congestive des reins.

Des souffles extra-cardiaques.

La médecine thermale doit savoir reconnaitre ce que Laënnec appelait les bruits de souffles extra-cardiaques, et le professeur Potain, bruits cardio-pulmonaires, parce qu'ils sont produits par les mouvements imprimés par le cœur à la lame du poumon avec laquelle il est en contact, et y détermine l'expulsion ou l'aspiration d'une certaine quantité de gaz ; aussi leur caractère propre c'est d'être plutôt un bruit qu'un véritable souffle, et l'oreille qui est appliquée contre la poitrine a plutôt une sensation tactile qu'elle n'entend un véritable souffle.

Leurs caractères sont la mobilité, l'inconstance, un timbre doux, aspiratif, une tonalité moyenne, sans se propager aucunement ; le souffle cardio-pulmonaire meurt là où on l'entend, tout a été étudié et analysé comme sait le faire ce grand clinicien ; c'est en avant du ventricule gauche, au niveau du troisième espace intercostal gauche, qu'on les trouve le plus souvent ; or, à ce point, on ne trouve pas de souffles organiques, ce qui donne au premier une presque certitude ; la zone supérieure ou artérielle et l'apexienne ou inférieure en ont très rarement : la région para-apexienne qui correspond au quatrième et cinquième espace intercostal gauche, à gauche de la pointe du cœur, en fournit quelques cas, et ce siège leur donne une grande valeur pour le diagnostic différentiel, parce qu'à ce point les lésions des orifices ne se rencontrent pas.

Ces bruits extra-cardiaques sont souvent confondus avec le souffle anémo-spasmodique, si bien étudié dans ses moindres détails par l'éminent praticien de la Charité, le docteur Constantin Paul; le siège précis du souffle anémique est à gauche du sternum, au deuxième espace intercostal ; mais la pratique nous prouve que pour peu que ce souffle soit intense, il s'entend dans le troisième espace, point d'élection des souffles extra-cardiaques de Potain ; le diagnostic différentiel doit être basé sur le siège, le timbre, la propagation plus étendue, les bruits dans les jugulaires ; le bruit de l'anémie n'est jamais ni irrégulier, ni saccadé, et lorsque l'oreille le perçoit on continue à l'entendre à toutes les révolutions cardiaques ; ce dernier est donc plus stable, plus fixe, et le plus léger changement de position ne le fait pas cesser.

S'il était permis à un modeste praticien d'émettre une opinion, nous dirions que par amour de la paternité, on voit trop de bruits extra-cardiaques à l'hôpital Necker, et qu'à la Charité les bruits anémo-spasmodiques sont un peu envahissants, d'où il résulte qu'à moins d'être rompu aux finesses de l'auscultation, il y a des cas de diagnostic très difficiles à résoudre. Heureusement pour le médecin, il y a un ensemble de faits et de renseignements qui le mettront dans la bonne voie.

En médecine thermale ce point est très important, puisque les anémiques ont besoin d'un traitement totalement opposé à celui qui est prescrit contre les bruits extra-cardiaques, qui sont le plus souvent sous l'empire de l'émotivité, sous l'influence de troubles de l'innervation cardiaque, et dont la cause première est aussi variable que les phénomènes que l'on constate chez les névrosés.

L'Eau de la Reine, comme régulateur des fonctions gastro-hépatiques, des bains sédatifs qui diminueront la pression sanguine dans les vaisseaux, ont facilement raison de ces états.

OPINION DU CORPS MÉDICAL SUR LA BALNÉATION THERMALE

Après avoir passé en revue les différentes maladies qui sont justiciables des eaux chlorurées gazeuses, il est de notre devoir de nous demander quelle est l'opinion du monde médical sur cette grave question de la curabilité des maladies chroniques du cœur et des vaisseaux.

A l'étranger on a beaucoup écrit, et les médecins qui ont étudié cette question au point de vue thermal ont été aidés et soutenus par leurs collègues; on n'invente pas des maladies du cœur, comme nous le disions dans notre livre : *De l'Arthritisme* (1891); en France, les médecins qui croient à une heureuse intervention par la balnéation, et ils sont rares, ont dû choisir leurs cardiopathes dans leur clientèle privée; on ne croit pas, et comme l'a écrit un très bon et très érudit cardiophile, en France on vit dans la réserve la plus complète (docteur Beneke).

En Allemagne et en Suisse on croit aux services rendus aux malades par les eaux chlorurées, non seulement dans les troubles fonctionnels, mais dans les endocardites, dans les lésions de la sclérose et dans les dégénérescences du myocarde.

Le docteur Beneke admet la résorption des exsudats valvulaires, la disparition des rugosités de l'endocarde, de son gonflement et le retour de la souplesse et de l'élasticité des valves et des orifices. Le docteur Schoot va plus loin ; il accepte un travail de régression dans la sclérose artérielle, et il faut bien qu'il en soit ainsi, puisqu'il admet non seulement le retour de la tonicité du myocarde, mais un développement graduel de ses fibres musculaires.

En France, les médecins qui ont envoyé des malades à Bourbon-Lancy, ont constaté de très heureux résultats ; leur foi est ébranlée, mais ils ne croient qu'avec peine à une amélioration des troubles nerveux du cœur, à une résorption des exsudats dans les endocardites rhumatismales très légères ; ils sont très heureux de posséder une station chlorurée supérieure comme action à celles de l'étranger, c'est flatteur pour leur patriotisme, mais on s'abstient.

Qu'il nous soit permis de dire en toute sincérité les heureuses modifications que nous avons constatées chez nos cardiaques, que nous étudions depuis plus de douze ans.

Nous croyons à une très grande amélioration et à la guérison des troubles fonctionnels du cœur, qui sont ou de nature réflexe ou sous la dépendance d'une perturbation fonctionnelle du système nerveux cardiaque ; c'est ce que l'observation nous apprend, dans la maladie de Basedow, les palpitations, les arythmies, les intermittences, la tachycardie, la bradycardie et les bruits extra-cardiaques.

Nous proclamons notre croyance dans la résorption complète des exsudats de l'endocardite qui se fait après une cure thermale de cinq à six semaines, si le malade consent à se soigner le plus tôt possible après l'attaque aiguë rhumatismale qui a produit la lésion valvulaire. Nous croyons, et les faits sont là pour le prouver, au retour de la souplesse et de l'élasticité des valvules et des orifices, à la diminution dans les diamètres des cavités dilatées qui se manifeste par une réduction des lignes de matité, et par la disparition des bruits de souffles organiques caractéristiques des lésions orificielles mitrale et aortique.

Dans les cardiopathies artérielles, nous croyons à un arrêt dans la marche des lésions des petites artères si l'on nous envoie les malades au début de la période initiale, lorsque l'état spasmodique artériel et l'hypertension sanguine, le pouls cordé et dur, la polyurie auront été bien constatés; il ne faut pas attendre des localisations, ou sur les reins, le cerveau, ou sur les artères nourricières du cœur, sans faire intervenir les eaux chlorurées avec les iodures entre les saisons thermales : avec ces ·prescriptions, nous connaissons des artériels qui, depuis plusieurs années, ont refait leur santé et vivent de la vie commune.

Nous croyons à ce travail de régression dans les artères et dans les veines malades, ainsi que nous l'avons prouvé plus haut au chapitre phlébite et varices.

Nous croyons, et notre croyance est basée sur un bon nombre de faits, à une augmentation certaine dans les contractions du muscle du cœur par une nouvelle tonicité de ses fibres musculaires, et à la reconstitution des faisceaux musculaires, si les malades consentent à venir plusieurs années de suite à la station ; en cela nous partageons l'opinion formelle des frères Schott. Comment expliquer sans cela, et le retour du bruit systolique qu'on entendait avec peine, le retour d'un bruit bien frappé, la cessation de la tachycardie et des intermittences et le retour de la santé ; si les eaux chlorurées n'agissent pas, comment expliquer la cessation des accès d'angor pendant plusieurs années de suite, lorsque avant les cures thermales les crises angineuses revenaient, ou toutes les nuits par accès intermittents, ou plusieurs fois par mois.

Il n'y a pas que nous, médecin de Bourbon, qui avons vu ces heureuses modifications ; il y a, après nous, nos collègues qui nous ont confié leurs malades, croyant à ce que nous avons écrit. Qu'ils nous permettent de leur adresser ici un témoignage public de gratitude et de reconnaissance, non pas pour nous, qui ne demandons qu'à continuer nos études, mais pour les cardiaques qui trouveront dans les eaux salées de Bourbon, ou un soulagement, ou la guérison de leurs maux ; que ces témoignages de gratitude s'adressent particulièrement à nos anciens collègues d'internat, aujourd'hui des maîtres, MM. les docteurs Potain, Constantin Paul, Henri Huchard, Dugué, Lereboulet, Rémond, Decran, de Moulins ; Lemoine, de Château-Chinon, etc., etc., et à tous ceux qui ont bien voulu nous aider à résoudre cette question si nouvelle et si difficile de la balnéation thermale contre les maladies chroniques du cœur et des vaisseaux.

Avant de faire le relevé des malades que nous avons soignés à Bourbon-Lancy, disons qu'une cure thermale bien conduite, avec une sage lenteur, n'offre aucun danger pour les malades ; le médecin doit savoir attendre, être rompu à la pratique médicale et surtout avoir une grande habitude des cœurs malades : pendant douze années, nous avons étudié les eaux chlorurées ; les quatre premières ont été consacrées à l'étude de leurs propriétés, pendant les huit dernières nous avons soigné des cardiopathies dont voici le relevé :

Endocardites chroniques mitrales........	59
Endocardites aortiques..................	11
Cardiopathies artérielles................	22
Myocardites chroniques.................	23
Pseudo-angines de poitrine.....	26
Angor pectoris par coronarite..........	3

Varices 223, dont 29 à forme douloureuse, 127 grosses varices (trente-neuf fois avec un ou plusieurs ulcères), 87 moyennes et 31 guérisons parmi ces 87 variqueux.

Parmi les angineux, cinq fois les accès d'angor ont été observés à la suite d'une péricardite chronique, sept fois pendant la maladie de Basedow, deux fois suite de syphilis.

Palpitations........................	65 cas.
Palpitations de la ménopause.......	39 —
Arythmie...........................	15 —

Arythmie par péricardite............ 3 cas.
Intermittences..................... 41 —
Tachycardie .... 7 —
Bradycardie........................ 4 —
Bruits extra-cardiaques.... ... . 31 —

Dans les endocardites mitrales, suite de rhumatisme articulaire aigu, la guérison est la règle dans la proportion de 50 o/o, si le malade consent à se soigner dans les premiers mois qui suivent l'attaque articulaire qui a déterminé la lésion orificielle : 26 malades sur 59 ont été guéris après deux cures thermales faites dans la même année, une en juin, une en septembre.

Lorsque l'endocardite mitrale date de plusieurs années, l'amélioration ou la disparition des troubles, fonctionnels du cœur s'obtient après une ou deux cures thermales, mais pour obtenir la cessation complète des bruits pathologiques de la lésion orificielle-mitrale, aortique ou tricuspidienne, il faut cinq ou six saisons thermales si l'endocardite existe depuis quatre ou cinq ans.

Des cinquante-neuf malades atteints d'endocardite, dix-sept ont été soignés en 1894, sept ont été guéris ; pour les dix autres les résultats sont trop récents pour que nous puissions en tirer une conclusion ferme.

L'endocardite aortique nous paraît être soumise à la même loi, les cas que nous avons eu à soigner sont trop peu nombreux pour nous autoriser à en tirer des conclusions plus formelles.

Des vingt-deux cardiopathies artérielles que nous avons soignées depuis 8 ans, cinq ont été guéries, onze très améliorées ; parmi les six autres, deux malades sont morts, le premier deux mois après la seconde cure thermale, mort subite par syncope cardiaque après une course un peu longue ; le second, un de nos confrères, médecin de campagne, envoyé à Bourbon par les docteurs Olivier et Dieulafoy, pour une aortite chronique, avec accès dispnéiques si violents que toute pratique médicale était devenue impossible ; après trois cures thermales, l'amélioration était telle que le docteur X. crut pouvoir reprendre ses pénibles fonctions : pendant une visite de nuit faite par un temps froid et humide, il contracte un rhumatisme infectieux, avec une nouvelle localisation aortique, et il meurt au douzième jour de la maladie, victime de son dangereux ministère qu'il avait repris trop tôt, sûr de sa guérison.

Tous les malades atteints de myocardite ont été sérieusement améliorés, plus de la moitié, avec la cessation des crises de tachycardie et des intermittences, ont pu reprendre leur vie ordinaire. Dans les pseudo-angines de poitrine, l'amélioration, la cessation des crises angineuses, nous n'osons pas dire la guérison, est la règle que nous constatons depuis longues années : ajoutons que nous croyons avoir arrêté trois angines par coronarite, puisque depuis quatre et cinq ans ces malades n'ont plus d'accès.

Répétons que les troubles fonctionnels du cœur, qu'ils soient d'origine nerveuse ou symptomatiques, d'une cardiopathie valvulaire ou artérielle, sont rapidement amendés, ainsi que nous l'avons dit à plusieurs reprises dans le cours de ce travail.

Mâcon, Protat frères, imprimeurs.

www.ingramcontent.com/pod-product-compliance
Ingram Content Group UK Ltd.
Pitfield, Milton Keynes, MK11 3LW, UK
UKHW020949140726
13695UKWH00003B/1314